医療・衣・食・スポーツを学ぶ人のための

ミニマム生理学

真家 和生・田中 仁一朗 著

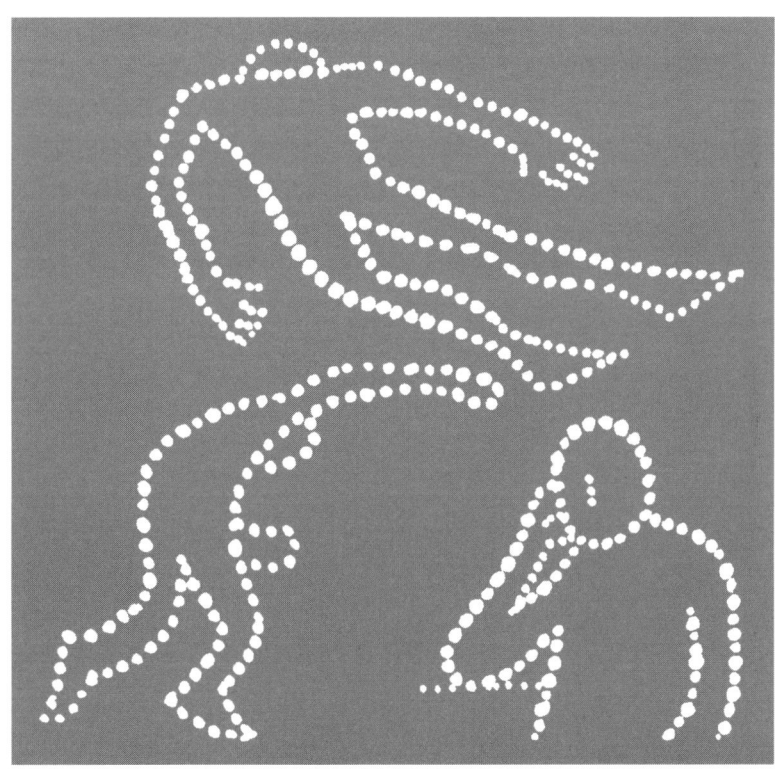

技報堂出版

まえがき

　この本は，医療やスポーツ，そして衣食住の生活と関連させてヒトの生理学を勉強しようとする人のための入門書である．著者らが大学や専門学校で行ってきた「生理学」の講義をできる限り簡潔にまとめたもので，生物学の基礎知識がなくても十分に理解できるようにしてある．その意味で「ミニマム」という題を冠した．と同時に，作業療法士や理学療法士，またスポーツインストラクターなど，資格取得を目指す人にとっての入門書でもあり，またまとめの内容も持っている．

　他の分野も同様であるが，人体の生理に関する情報は日々更新されている．学ぶ側も教える側も，こうした情報を常に更新する努力をしなければならないが，生理機能の基本を押さえてさえおけば，新しい情報を追加することは容易である．著者らは，この生理学という一見複雑に見える分野を「いかに簡潔に教えるか」という点に腐心してきた．対象としてきた学生は，必ずしも高校で生物学を学んできてはいない．専門学校などで作業療法士や理学療法士を目指す学生たち，あるいは家政学分野で衣食住に関連させて生理学を学ぼうとする大学生たちである．生理機能の本質をいかに簡潔に伝えるかは，いかに少ない言葉でその生理機能を表現するかに尽きる，と著者らは考えている．また，動的な生理現象に①②③と順番をつけて整理し理解し記憶することも重要である，と常々感じている．この本は，そうした著者らの経験をもとに必要最小限（ミニマム）の情報を提供することを目的とした．本書の内容をさらに圧縮して頭に収めれば，生理学の基本をマスターできる．実際に，著者らはそうしてきたし，学生たちにもそれを目標にしてもらっている．

　本書の内容は，大きく3つに分かれている．(1)生理学全般に関する第1～3章，(2)植物性機能に関する第4～11章，(3)動物性機能に関する第12～17章，である．(1)は，生理学とはどういう学問なのか，どういう分野に分かれるか，どういうものを対象としているか，他分野との関係はどうなっているのか，などの情報と，細胞と体液に関する章を含んでいる．(2)は植物性機能についての各論であるが，著者の一人の専門である歯の治療についてのコラムを加えている．(3)は具体的には運動と感覚についての各論であるが，特殊な運動として歩行，発声，また骨についてもとりあげた．しかしどの章から読み始めてもかまわない．章は

それぞれ独立し完結している．また各章の初めには章のまとめを載せている．すべての章を読み終えた段階で，おのずと全体のつながりが見えてくるはずである．

しかし重要なことは，自分の生理機能はどのような特性を持っているのかを実感することである．自分の体に関連づけて生理機能を理解すること，そして他人との違いを理解することである．そうして初めて，自分の生理機能を向上させたり，対象とする人の生理機能を向上させたりすることができるのである．実生活に照らして理解される知識（knowledge relating to the real life situation）こそが生きた知識になる，と著者らは考えている．

なお，巻末には，作業療法士・理学療法士国家試験のための練習問題を載せてある．内容のすべてを本文内で説明していないので完全には理解しにくいかもしれないが，国家試験のレベルを知る目安として解答してみてほしい．

この本は，ヒトの生理機能に関する情報を提供するのが目的であるが，そうした情報をたくわえることは，その人の人間観を育ててゆくことになる．人生観や世界観にも関係する．生理学の視点から人間を見ること，これが豊かな人間観を育てる助けになると考えている．われわれは生理機能のおかげで生きているのだから．

最後に，編集・出版にあたりご尽力下さった技報堂出版株式会社の宮本佳世子さんに，心から感謝致します．

2010 年　8 月

真　家　和　生
田　中　仁一朗

目　　次

まえがき

【序論】

第1章　生理学の目的と分野 ……………………………………………… 1
　　1.1　ヒトの体の構造および行動の基本的な捉え方　2
　　1.2　生理機能の分類　4
　　1.3　生理機能の目的　5

第2章　細胞 ………………………………………………………………… 7
　　2.1　動物細胞の構成要素　8
　　2.2　細胞膜　14
　　2.3　幹細胞と再生医療　17

第3章　体液 ………………………………………………………………… 19
　　3.1　体液区分と細胞内外のイオン組成　20
　　3.2　浸透圧　21
　　3.3　体液の酸-塩基平衡　22

【植物性機能】

第4章　循環系 ……………………………………………………………… 25
　　4.1　血液　26
　　4.2　心臓　34
　　4.3　血液循環と血管系　39

第5章　呼吸系 …… 45
- 5.1　呼吸器と呼吸相　46
- 5.2　呼吸運動のしくみ――胸式呼吸，腹式呼吸　47
- 5.3　肺気量　48
- 5.4　酸素解離曲線　50
- 5.5　呼吸調節と異常呼吸　51

第6章　消化吸収系 …… 53
- 6.1　口腔，咽頭，食道　54
- 6.2　噴門，胃，幽門　57
- 6.3　小腸（十二指腸，空腸，回腸，膵臓，肝臓）　58
- 6.4　大腸　62
- 6.5　排便反射，肛門　63

第7章　泌尿排泄系 …… 65
- 7.1　腎と排泄系　66
- 7.2　尿生成と尿の排出　67
- 7.3　尿生成の調節　68
- 7.4　腎機能評価項目――クリアランス（血漿浄化値），糸球体濾過量，腎血漿流量，濾過率，腎血流量　69
- 7.5　排尿のしくみ　70

第8章　免疫系 …… 73
- 8.1　細胞性免疫　74
- 8.2　体液性免疫（抗原抗体反応）　75

第9章　体温調節・エネルギー代謝系 …… 79
- 9.1　体格，体型，体組成　80
- 9.2　体格，体型に関する法則　81
- 9.3　脂肪　82
- 9.4　皮膚，メラニン，毛，汗腺　83
- 9.5　産熱　85

  9.6 放熱 86
  9.7 熱量，比熱，熱容量 88
  9.8 体温 89

第 10 章　内分泌系 … 91
  10.1 ホルモンの分類と作用 92
  10.2 各内分泌器官とホルモン 94

第 11 章　生殖系 … 101
  11.1 性の分化，胎生期，思春期 102
  11.2 男性生殖器 103
  11.3 女性生殖器 104
  11.4 受精，妊娠，出産，授乳 106
  11.5 成長区分 107

【動物性機能】

第 12 章　神経細胞の生理 … 109
  12.1 神経細胞の構造と種類 110
  12.2 興奮の伝導 111
  12.3 神経線維の分類，筋紡錘，神経の変性と再生 113
  12.4 シナプス伝達 115
  12.5 神経伝達物質とシナプス後電位 116
  12.6 シナプス伝達の可塑性 118
  12.7 介在ニューロンによる抑制 120

第 13 章　中枢神経系 … 121
  13.1 中枢神経の発生 122
  13.2 大脳 123
  13.3 脳幹（＝(間脳)＋中脳＋橋＋延髄)・小脳 127
  13.4 脊髄 129

第14章 末梢神経系 …………………………………………………………… 131
- 14.1 末梢神経系の分類　132
- 14.2 自律神経系　134

第15章 感覚系 ………………………………………………………………… 137
- 15.1 感覚の分類　138
- 15.2 皮膚感覚　139
- 15.3 深部感覚，内臓感覚，痛覚　141
- 15.4 関連痛　142
- 15.5 嗅覚　143
- 15.6 味覚　144
- 15.7 視覚　145
- 15.8 聴覚　150
- 15.9 平衡覚　152

第16章 筋の生理 ……………………………………………………………… 155
- 16.1 筋の分類　156
- 16.2 骨格筋細胞のミクロ構造　158
- 16.3 筋収縮のメカニズム　159
- 16.4 筋線維タイプ　160
- 16.5 筋紡錘，ゴルジ腱器官　161
- 16.6 筋電図　162

第17章 運動系 ………………………………………………………………… 163
- 17.1 運動反射の種類　164
- 17.2 姿勢反射　166
- 17.3 歩行　169
- 17.4 発音　171
- 17.5 嚥下　172
- 17.6 骨格　173

作業療法士・理学療法士国家試験のための練習問題 ……………………………… 177
参考図書…………………………………………………………………………………… 189
索引………………………………………………………………………………………… 191

コラム

ヒト，人間，人類という言葉　2／ウイルス，DNA，RNA　10／ミトコンドリアイブ　11／バリウム　14／細胞膜電位発生のメカニズム　15／幹細胞の種類と特性　17／副鼻腔　29／血液型　33／皮下静脈　40／ハンチング・テンパラチャー・リアクション　41／呼吸　46／乳歯，永久歯，第三大臼歯　55／便秘と下痢　63／初乳　75／産熱の計算　85／民族服と衣替え　86／神経伝達物質と殺虫剤　116／脳内伝達物質と神経症　117／重心　168／嚥下トラブル　172／障害とリハビリテーション　175

序論
第 1 章　生理学の目的と分野

　生理学とは，ヒトの体がもつさまざまな機能（働き）を研究する自然科学の一分野である．人体の生理機能を理解することは，日常生活における衣食住，また行動や環境を科学的に評価する基礎となり，スポーツや医療に応用するためにも必須の知識となる．
　この章では，
　1. 生物としてのヒトの体の構造および行動の基本的な捉え方
　2. 植物性機能と動物性機能という生理学における二大区分と具体的分野
　3. 生理機能の目的（すなわち恒常性の維持と情報伝達）
の 3 点を解説する．
　これらを理解したうえで生理学の全体像を把握することが，この章の目的である．そして，読者自身が生理学を学ぶ目的と関連づけて生理学の各分野を整理しておくと，勉強が進めやすい．

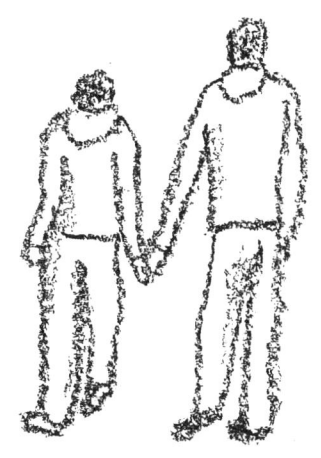

1.1　ヒトの体の構造および行動の基本的な捉え方

(1) 人間を知る観点
　人間を知るためには，3つの側面と2つの時間的視点がある．
〈3つの側面〉
・身体的側面（解剖学，生理学，医学などで扱う）
・精神的側面（人文科学，精神医学，心理学などで扱う）
・社会的側面（社会学，ジェンダー論などで扱う）
〈2つの時間的視点〉
・個体成長（発生学，発育学，生体学などで扱う）
・進化（進化学，遺伝学などで扱う）
「個体成長」は加齢，発育，発達あるいは老化ともいう．老化も成長の一部である．形態的な成長を発育，機能的な成長を発達という．
　「進化」とは，世代をへて生物群の形質（形態や機能）が変化することである．進化という用語は個体成長には用いないし，個人に対しても用いない．
　退化とは，世代をへて生物群の形質が縮小，単純化，機能低下することである．すなわち，退化は進化の一部（部分集合）であり，対立概念ではない．進化の具体的なメカニズムが遺伝である．
　進化は生物群が環境に適応しながら形質を変化させた過程であり，進化をおこす原動力は適応である．適応は場面により，順化，気候馴化，あるいは調節や反射などと用語が変わるが，「生物が環境に合わせてうまく生きていけるよう形質を変化させること」が適応であり，生理学が扱う基本テーマである．さまざまな異なる環境に適応した結果，人類にはさまざまな変異が生じた．

> **コラム**
> **ヒト，人間，人類という言葉**／「ヒト」という言葉は生物学的に人間を見たときに用いる用語である．カタカナで書くのは，学名に対応する和名であることを示すためである．「イヌ」というのも，学名 *Canis familiaris*（カニス・ファミリアーリス）の和名であることを示すためである．ヒトの学名は *Homo sapiens*（ホモ・サピエンス）．英語でヒトに対応する言葉は human である．「人間」という言葉はヒトの精神性を含む生活や行動を示す場合に用いる．

(2) 生物の階層性

生物には階層性があり，それに対応して生物系学問の各分野がある．

生物とは細胞からできたものである（これが生物の定義である）．この考え方を「細胞説」という（マティアス・Y・シュライデンとテオドール・シュワンが1839年に提唱した）．なお，細胞を発見したのはロバート・フックである(1665年)．

同タイプの細胞の集合を「組織」，異なる組織が集まり1つの機能をもつようになったものを「器官」（臓器に相当），異なる器官が集まり調節を受けさらに高度な機能をもつものを「系」，いくつかの系が集まったものを「個体」，個体が集まったものを「群れ」（自然群と人工的な群がある）という．「種」は自然群のひとつである．さらに他の生物群や環境全体を含んだものを「生態系」という．

また，細胞内には細胞内小器官があり，これらは生化学物質からできている．

この階層にほぼ対応して，さまざまな生物学の分野がある．たとえば，個体レベルの構造（形態）を扱うのが解剖学，機能（働き）を扱うのが生理学である．その応用科学として，臨床医学や医療，衣食住にかかわる健康関連科学がある．

表1-1 生物の階層と生物系学問の各分野

基礎分野	生物の階層	応用分野
生態学	生態系	環境科学，生物資源学
人類学，遺伝学	種	人口学，繁殖学
社会学，家族学	群*	人類働態学，労働科学
解剖学，生理学	個体	医学，健康科学
神経生理学	系	トレーニング科学
皮膚科学，血液学	器官**	美容学
組織学	組織	組織培養学
細胞学	細胞	人工授精学
染色体学	細胞内小器官	遺伝子治療学
生化学	生化学物質	薬物学

(注) * 群（バンド）にはさまざまな呼び名があり，家族，村という自然群や，級友，国民という人工的群なども群である．
    ** 髪，皮膚，爪，血液，脳，脊髄，眼球，舌なども器官である．

1.2 生理機能の分類

 人体構造を解剖学ではいくつかの系に分け,人体機能を生理学ではいくつかの系に分けている.
 (1) 解剖学的系
 系統解剖学では人体を次の9つの系に分ける.
 系統解剖学に対しては,局所解剖学,法医解剖学などがある.臨床医学では,消化器系や呼吸器系など「系」ではなく「器系」を用いる.
 ・上皮系(皮膚,爪,毛などを含む)
 ・神経系(眼球,内耳などを含む)
 ・筋系　　　・骨格系　　　・消化系　　　・呼吸系
 ・循環系　　　・泌尿系　　　・生殖系
 (2) 生理学的系
 生理機能は,植物性機能と動物性機能に分けられる.しかし,生理学的系は必要に応じて分類されるため,必ずしも統一されたものではない.
 植物性機能とは動物と植物に共通の機能であり,生命維持,恒常性維持にかかわる機能をいう.植物性機能には次の系がある.この機能のみの状態を植物状態(植物人間)という.
 ・呼吸系　　　　　　・循環系　　　　　　・消化吸収系
 ・体液調節系　　　　・異物排除免疫系　　・体温調節系
 ・エネルギー代謝系　・内分泌系　　　　　・外分泌系
 ・泌尿排泄系　　　　・生殖系
 動物性機能は動物に固有のもので,感覚と運動にかかわる機能をいい,感覚系と運動系がある.
 (3) 胚葉と解剖学的系
 ヒトは発生段階で,三胚葉すなわち外胚葉(はいよう),中胚葉,内胚葉に分かれる.それぞれの胚葉からは次の解剖学的系が形成される.なお,皮膚は,外胚葉からできる表皮と中胚葉からできる真皮からなる.外胚葉からは神経系,表皮,骨や間充組織の一部ができる.中胚葉からは筋系,骨格系,循環系(脾臓(ひぞう)を含む),泌尿排泄系(腎),生殖系,真皮ができる.内胚葉からは消化系とその付属器官(肝臓,膵臓(すいぞう)),呼吸器(喉頭から肺),尿路(膀胱,尿道),甲状腺,胸腺ができる.

1.3 生理機能の目的

 生理機能の目的は，大きく2つにまとめることができる．すなわち，恒常性の維持と，恒常性を維持するために刺激に対して反応すること（刺激—反応系，刺激S：stimulus に対して反応R：response するのでS-Rモデルともよばれる）である．
 恒常性維持の目的は，内部環境を一定の状態（恒常性，ホメオスタシス）に保つことである．
 刺激に対して反応するためには，情報を伝える必要がある．
 生体の情報には主として次の3つがある．
・遺伝情報——DNAに蓄えられている情報．
・液性情報——血液を介してホルモンにより伝えられる情報であり，伝達は遅い．
・神経性情報——神経を介して伝えられる情報であり，伝達は速い．
 その他の生体内情報として，免疫情報，細胞内および細胞間でやりとりされる情報などがある．すなわち，生体は，遺伝情報をもとに身体をつくり，液性情報と神経性情報により刺激に対して適切に反応することで，各部の協調を保ち恒常性を維持している．

(1) 遺伝情報
 遺伝情報は，身体の設計図，行動の設計図としての役割をもつ．
 身体の設計図としての遺伝情報は，DNAにあるアデニン（A），グアニン（G），シトシン（C），チミン（T）という4種類の塩基の配列として蓄えられている．この塩基の3連続配列（コドンという）が，20種のアミノ酸のどれか1つに対応している．コドンのことを遺伝子という．すなわち，DNA上の塩基の配列はアミノ酸の配列に翻訳され，アミノ酸が重合（ポリペプチド結合）した蛋白質が合成される．DNAは蛋白質の設計図なのである．
 行動の設計図としての遺伝情報は，ヒト以外の動物では，多くの本能的行動（魚の産卵，鳥の巣づくり，クモの造網など）として遺伝子に組み込まれているが，ヒトの行動は学習による変化があり，画一的とはいえない．ヒトの行動が多様であるのは，脳を大型化（大化）させ学習能力を高めた結果と考えられる．

(2) 液性情報

液性情報の「液」とは血液のことである．血液により運ばれる情報を液性情報といい，通常はホルモンのことを指すが，ホルモン以外の物質として血中の CO_2, O_2, グルコースなどもある（第10章参照）．

(3) 神経性情報

体内の多くの器官は神経による調節を受けており，神経性情報伝達の観点から受容器（レセプター），中枢，効果器（エフェクター）のいずれかに分類できる．

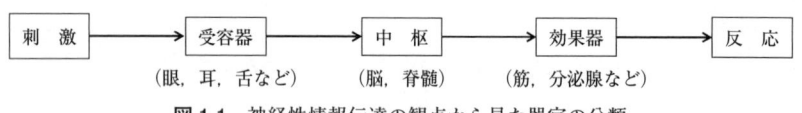

図 1-1　神経性情報伝達の観点から見た器官の分類

液性情報と神経性情報の比較を**表 1-2**に示す．

表 1-2　液性情報と神経性情報の比較

	液性情報	神経性情報
情報の伝わる形式	化学物質的（ホルモン）	電気的（神経細胞内：細胞膜の興奮） 化学物質的（シナプス）
標的細胞	ホルモン受容体をもつ細胞	神経細胞，筋細胞，腺細胞
作用の持続時間	秒から月，年，生涯の単位	ミリ秒から秒の単位
作用	代謝の調節	別の神経細胞の興奮または抑制，筋収縮，腺からの分泌

序論

第2章 細 胞

　細胞は，生物の構造と機能の基本単位である．

　細胞には原核細胞と真核細胞がある．原核細胞は細胞膜と細胞質をもつが，真の意味での核や細胞内小器官がない．これには，藍藻類と細菌類（バクテリア）が含まれる．一方，真核細胞は細胞膜，細胞質，核，細胞内小器官をもち，植物細胞と動物細胞が含まれる．

　この章では動物細胞のみを扱う．なお，ウイルスは核のみで存在しており，DNA型とRNA型があるが，細胞を構成しておらず，生物には含まれない．

　この章では，
1. 細胞を構成する各要素とその機能，とくに染色体とDNAと遺伝子の関係，蛋白質合成のメカニズム
2. 神経の情報伝達の基礎となる細胞膜の構造と細胞膜電位，とくにイオン平衡の考え方，静止膜電位，活動電位
3. 再生医療と幹細胞（今後医療場面で大きな進展が見込まれている）

を解説する．

　細胞レベルでの生理機能，とくに蛋白質合成のメカニズム，細胞膜電位の発生メカニズム，幹細胞とその応用について理解してもらいたい．

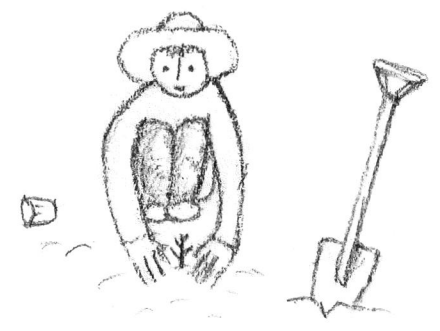

2.1 動物細胞の構成要素

　動物細胞を構成する要素には，細胞膜，核，リボソーム，小胞体，ゴルジ装置（別名ゴルジ体），リソソーム，ミトコンドリア，中心体，細胞骨格がある．細胞膜以外を細胞内小器官という．

(1) 核（染色体，DNA，遺伝子）（DNA : deoxy-ribo-nucleic acid）

　核は核膜に包まれ，中には23対46本の染色体が入っている．22対までが常染色体，23対目が性を決定する性染色体である．

　染色体は，二重螺旋構造をもつDNA（デオキシリボ核酸）がヒストンという蛋白質に巻きつき，ひも状となって凝集したものである．

　DNAは遺伝情報を蓄え，細胞分裂時に染色体として観察される．遺伝情報とは，具体的には，アミノ酸をどのように配列させて蛋白質をつくるのかということで

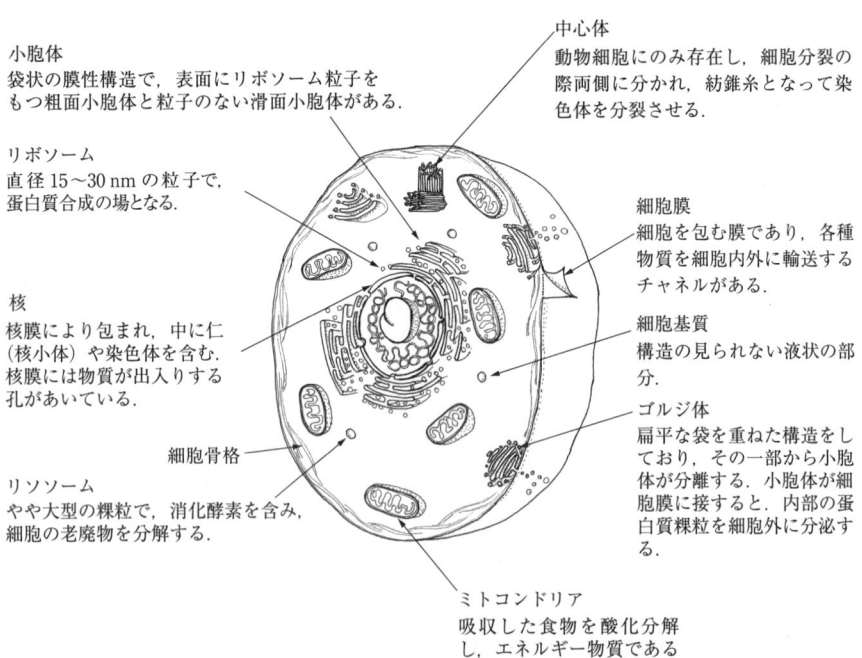

図2-1　動物細胞の構成要素

あり，DNA は蛋白質合成の設計図なのである．

染色体は通常2本で1対になるが，1対に3本の染色体（三倍体）が存在することもあり，四倍体以上もまれに存在する．とくに21番目の染色体が三倍体の場合（21トリソミー）は，ダウン症の主原因となる．

核の中の核小体（仁）はリボソーム RNA を合成している．

DNA は，デオキシリボース（糖の一種）とリン酸が交互に並び長鎖となり，デオキシリボースから出た塩基を向かい合わせて二重の螺旋になったものである．塩基は4種類あり（A：アデニン，G：グアニン，C：シトシン，T：チミン），A と T，G と C が必ず対になる（塩基対）．

塩基が3つ連続したものをコドンといい，これが1つのアミノ酸を決める遺伝情報に対応する．遺伝子とはこのコドンのことである．蛋白質はアミノ酸が直列に結合（ペプチド結合）したもので，DNA（すなわちコドンの並び）は蛋白質の設計図となる．

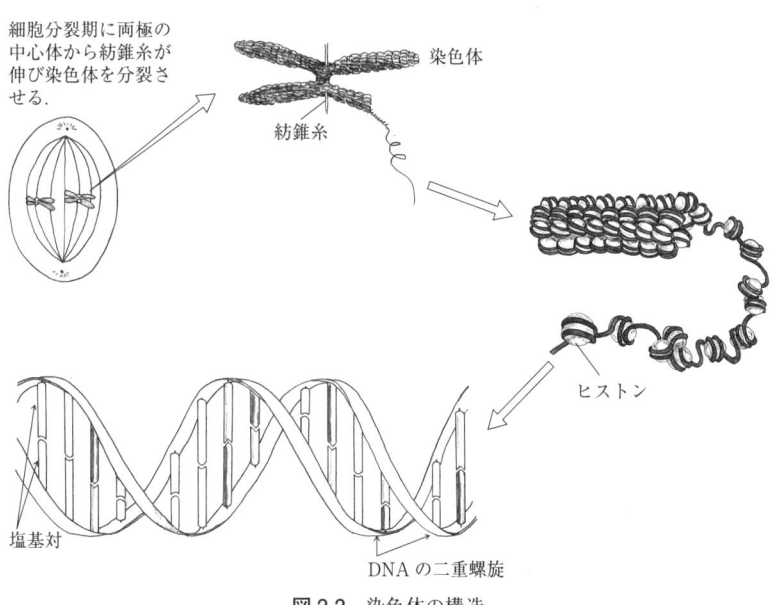

図 2-2　染色体の構造

```
        A ⇔ U
        T ⇔ A
DNA            mRNA
        G ⇔ C
        C ⇔ G
```

図 2-3 DNA と mRNA の塩基の対応
（DNA の T が mRNA では U：ウラシルになる）

表 2-1 塩基とアミノ酸の対応（アミノ酸は 20 種類．mRNA では T が U になる）

第一塩基	第二塩基				第三塩基
	T (U)	C	A	G	
T (U)	Phe：フェニルアラニン	Ser：セリン	Tyr：チロシン	Cys：システイン	T(U)・C
	Leu：ロイシン	Ser	停止(蛋白質合成停止)	停止	A
	Leu	Ser	停止	Trp：トリプトファン	G
C	Leu	Pro：プロリン	His：ヒスチジン	Arg：アルギニン	T(U)・C
	Leu	Pro	Gln：グルタミン	Arg	AG
A	Ile：イソロイシン	Thr：トレオニン	ASn：アスパラギン	Ser	T(U)・C
	Ile	Thr**	Lys：リジン	Arg	A
	Met：メチオニン*	Thr	Lys	Arg	G
G	Val：バリン	Ala：アラニン	Asp：アスパラギン酸	Gly：グリシン	TC
	Val	Ala	Glu：グルタミン酸	Gly	AG

（注）　*　メチオニンは蛋白質合成開始の暗号でもある．
　　　　**　トレオニンはスレオニンともいう．

> **コラム**
>
> **ウイルス，DNA，RNA** ／ 核だけでできているものがウイルスであり，ウイルスが細胞に入り込んで真核細胞が誕生した．DNA の塩基は AGCT の 4 種類だが，RNA の塩基は T の代わりに U（ウラシル）になっている．また DNA は二重螺旋構造だが，RNA は一本鎖である．これが DNA と RNA の違いである．ウイルスには DNA 型と RNA 型がある．古い細菌類や RNA 型ウイルスは，酸素が植物により多量に産み出される（約 38 億年前）以前に誕生し，酸素に会うと死ぬので酸素殺菌ができる．これをパスツール効果といい，オキシフルはこの効果（殺菌方法）を利用している．また，AT はプリン体，GCU はピリミジン体とよばれる構造をしており，プリン体は人体では尿酸となるため痛風の原因物質となる．近年はプリン体カットのビールが売られている．

(2) ミトコンドリアと ATP

ミトコンドリア内では，食物として取り込んだ物質を呼吸によって取り入れた酸素によって酸化分解し，エネルギー物質である ATP（生体のエネルギー通貨ともいう）をつくり出している．この代謝過程を TCA 回路（クエン酸回路，クレブス回路ともよぶ）という．余剰エネルギーは熱として放出される．

$$[CHON](食物) + O_2 \longrightarrow CO_2 + H_2O + ATP + 熱$$

ATP は ADP，さらに AMP となるとき，リン酸の高結合エネルギーを放出する．ATP から ADP になるときに 1 モルあたり約 8 kcal を放出する（33.44 kJ，条件により 5 〜 12 kcal）．このエネルギーを用いて，生物はほとんどすべての代謝過程（消化吸収，運動，内分泌，修復など）を行っている．

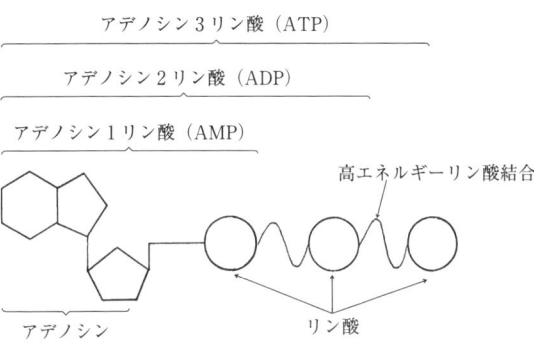

図 2-4　ATP，ADP，AMP

> **コラム**
>
> **ミトコンドリアイブ**／ミトコンドリアは本来独立した生き物であったが，細胞の中に共生するようになり，エネルギー産生だけを受け持つようになった．そのため，本来の固有な遺伝子（ミトコンドリア DNA；mDNA）をもっている．受精に際し，mDNA は卵子の細胞質（母親）からのみ伝えられ，精子（父親）の mDNA は伝わらないため，mDNA から母系をたどることができる．世界各地の人々の mDNA にはさまざまなタイプ（血液型のようなものでハプロタイプという）があり，似たタイプほど最近分かれたという仮定で分岐年代を推定してゆくと，10 〜 20 万年前の一人の女性にたどりつく．この仮想的な女性をミトコンドリアイブという．同様に，父系だけをたどれる Y 染色体を用いてたどりつく祖先を Y 染色体アダムという．ミトコンドリアイブと Y 染色体アダムのいた年代は一致していない．

(3) その他の細胞内小器官

その他,細胞内小器官としてリソソーム,小胞体,ゴルジ体,中心体,メッセンジャー RNA (mRNA),トランスファー RNA (tRNA),リボソーム,細胞骨格などがある.

リソソームはゴルジ体でつくられ,消化酵素を多量に含み,細胞内の異物を分解する(細胞内消化).

ゴルジ体は袋状の膜が平行に並んだ構造で,粗面小胞体から運ばれてきた蛋白質を細胞外へ開口分泌(顆粒分泌)する.

中心体は細胞分裂の際に両極に分かれて星状体となり,紡錘糸を伸ばし,染色体を両極にひいて分裂させる.

細胞骨格は繊維状の物質で,細胞の形を維持している.

小胞体は袋状または管状の単位膜からなる構造で,一部は核膜ともつながる.小胞体には,膜上にリボソームのある粗面小胞体と,リボソームのない滑面小胞体がある.

(4) 蛋白質合成

蛋白質の合成は次のように行われる.

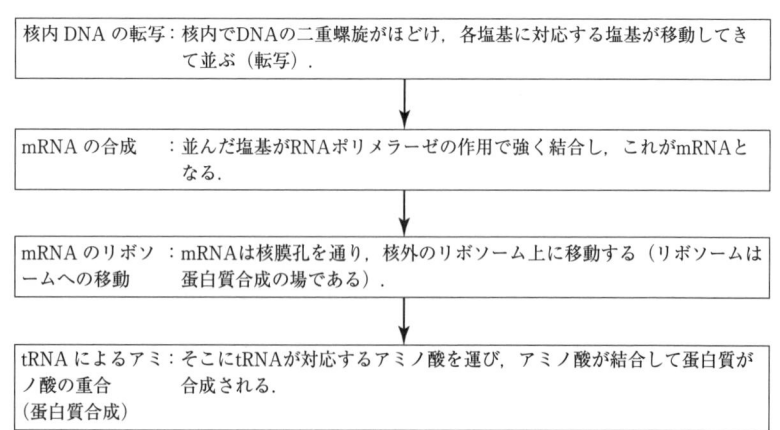

図 2-5　蛋白質合成の流れ

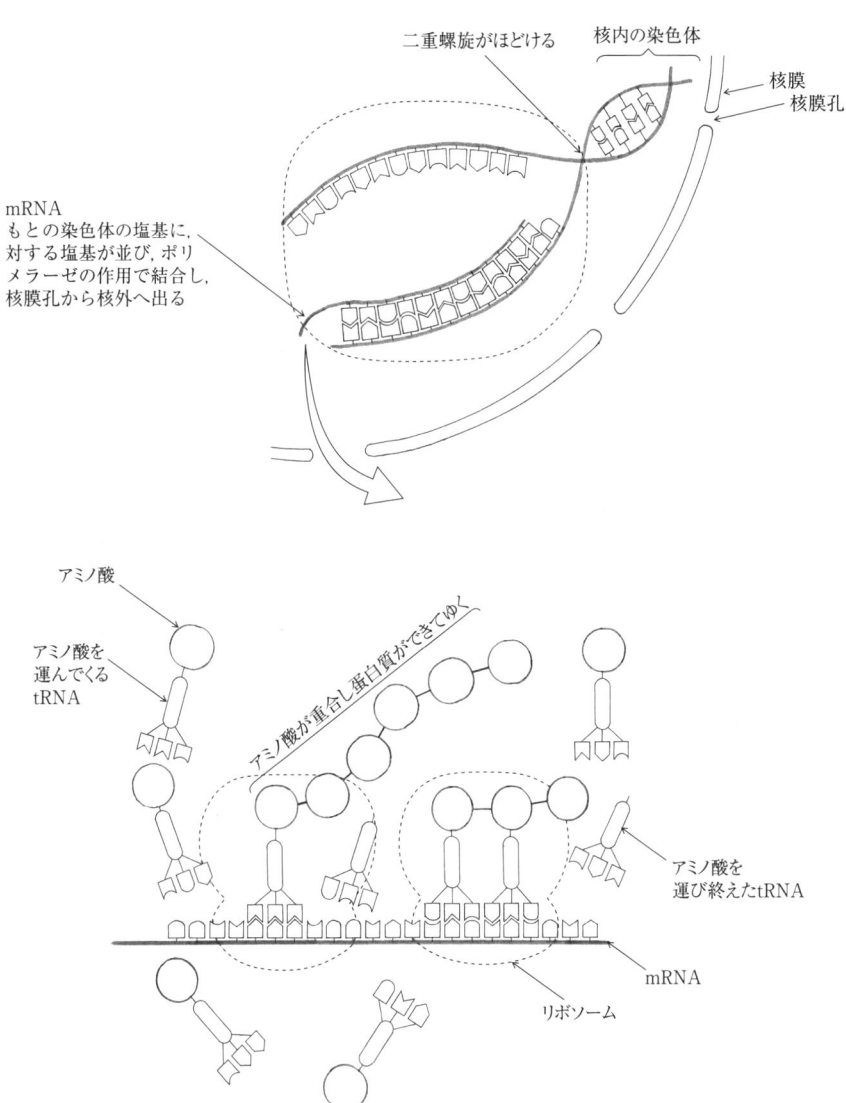

図 2-6　蛋白質の合成

2.2 細胞膜

(1) 細胞膜の構造

細胞膜はリン脂質(コリンと2本の炭化水素鎖からなる)が向かい合った二重層構造であり,形質膜,原形質膜,また各種の膜の基本構造でもあるので単位膜ともいう.

電子顕微鏡像では,「暗—明—暗」の縞模様となる.

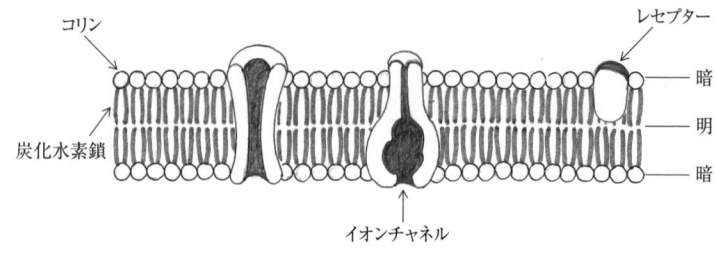

図 2-7　細胞膜の構造

やや詳しく見ると,細胞膜はコリンでできた頭部(親水性)と炭化水素の鎖でできた2本の尾部(疎水性)をもつリン脂質分子が,尾を向かい合わせて並んだ構造をしている.水中にリン脂質分子を大量に入れると,自然にこの構造をとることが知られている.

細胞膜には各種の蛋白質がモザイク状にはめ込まれ(流動モザイクモデル),細胞外のシグナル物質に対し各種反応をしている.シグナル物質をリガンドといい,リガンドを受容する蛋白質を受容体(レセプター)という.細胞膜がおこす各種の反応とは,抗原抗体反応,感覚の生起,免疫機能,イオンや物質の出し入れ(チャネル)などである.

チャネルは,物質により透過性が異なる.これを選択的透過性(半透過性)という.とくにナトリウムイオンを細胞外に汲み出す作用をナトリウムポンプという.

> **コラム**
>
> **バリウム/** X線撮影の造影剤としてバリウム塩を経口投与あるいは注腸するが,本来有毒であるバリウムイオンは水溶性が強いため,細胞膜内部の疎水性部分(炭化水素の鎖部分)に拒絶されて細胞内に入ることができず,そのまま排出される.

(2) 細胞膜電位

細胞膜には通す物質と通さない物質があり，これを選択的透過性という．各種のイオンはこの選択的透過性のため，細胞膜内外で濃度差ができている．これらの物質は電荷を帯びており，この濃度差と電位差とのバランスで平衡状態を保っている．これをイオン平衡という．平衡状態にある細胞膜内外のこの電位差を静止膜電位という．

イオン平衡により，細胞内はマイナス，細胞外はプラスに分極している．

神経細胞と筋細胞は，膜の透過性が刺激により変化し，これを興奮性細胞膜という．神経細胞と筋細胞の細胞膜は，この性質により刺激を伝導している．

コラム

細胞膜電位発生のメカニズム

細胞内 (in) 外 (out) で，あるイオン [X] の濃度差による勾配は,
$$RT\ln([X]_{in}/[X]_{out})$$
電位差による勾配は,
$$zF(E_{in}-E_{out})$$
で与えられる．この和が，細胞内から外へ向かって X イオンが移動しようとする力（勾配）である．すなわち,
$$力 = RT\ln([X]_{in}/[X]_{out}) + zF(E_{in}-E_{out})$$
R：ガス定数，T：絶対温度，$\ln$：自然対数，$[X]_{in}$：X イオンの細胞内濃度，$[X]_{out}$：X イオンの細胞外濃度，z：X イオンの電荷（Na：+1，Cl：−1，K：+1 など），F：ファラデー定数，$E_{in}-E_{out}$：細胞膜内外の電位差．

この力すなわちイオンを動かす力が 0 のときを，イオン平衡の状態といい，このときの細胞膜内外の電位差を静止膜電位という．また，イオンを移動させようとする力（勾配）を電気化学的ポテンシャルという．

すなわち，平衡状態にあるときは，
$$0 = RT\ln([X]_{in}/[X]_{out}) + zF(E_{in}-E_{out})$$
ゆえに,
$$zF(E_{in}-E_{out}) = -RT\ln([X]_{in}/[X]_{out})$$
したがって，細胞外を基準に（0 として）細胞内を見た電位差は,
$$E_{in}-E_{out} = -(RT/zF)\cdot\ln([X]_{in}/[X]_{out}) = (RT/zF)\cdot\ln([X]_{out}/[X]_{in})$$
これをネルンストの式という．

細胞内には細胞膜を透過しない蛋白質，核酸，HPO_4^{2-}，SO_4^{2-} などマイナスイオンが多い．いま，これを [Y^-] とする．細胞内に [K^+] [Y^-]，細胞外に [K^+] [Cl^-] があり，平衡したとき（K^+ はカリウムイオン，Cl^- は塩素イオン），[Y^-] は移動できず，[K^+] [Cl^-] は移動して濃度差ができるが，平衡であるため [K^+] [Cl^-]，それぞれについて，移動しようとする力（勾配）は 0 となる．すなわち,

第 2 章 細胞

K^+ について
$$0 = RT\ln([K^+]_{in}/[K^+]_{out}) + (+1)F(E_{in}-E_{out})$$
Cl^- について
$$0 = RT\ln([Cl^-]_{in}/[Cl^-]_{out}) + (-1)F(E_{in}-E_{out})$$
ゆえに,
$$\ln([K^+]_{in}/[K^+]_{out}) = -\ln([Cl^-]_{in}/[Cl^-]_{out}) = \ln([Cl^-]_{out}/[Cl^-]_{in})$$
$$[K^+]_{in}/[K^+]_{out} = [Cl^-]_{out}/[Cl^-]_{in}$$
したがって,
$$[K^+]_{in}\,[Cl^-]_{in} = [K^+]_{out}\,[Cl^-]_{out}$$
となる.これをギブス・ドナンの式という.

この結果,イオンが移動しようとする力は0となるが,実際には細胞内の物質が多くなるため,水が細胞内に流れ込もうとする.すると,細胞は破裂してしまうので,Na^+ を細胞外へ常に排出することにより細胞内の物質を少なくし,水の流入を防いでいる.このナトリウム排出機構をナトリウムポンプという.また,細胞内に入り込もうとする水圧を浸透圧という.

具体的には,1個のATPのエネルギーを用いて3個の Na^+ を細胞内から細胞外へ排出し,2個の K^+ を細胞内へ汲み入れている.その結果,細胞内には K^+ が多く,Na^+ は少ない.また,Cl^- は細胞内のマイナスイオンに排斥されて入れず,細胞内には少ない.

このように,細胞膜の内外で各種イオンの濃度差があり,これが静止膜電位をつくり出しているが,そのおもなイオンは Na^+,K^+,Cl^- であり,それぞれの細胞膜透過性を P_{Na},P_K,P_{Cl} とすると,膜電位は次式で示される.

$$E_{in}-E_{out} = (RT/F)\ln[(P_{Na}[Na^+]_{out}+P_K[K^+]_{out}+P_{Cl}[Cl^-]_{in})/(P_{Na}[Na^+]_{in}+P_K[K^+]_{in}+P_{Cl}[Cl^-]_{out})]$$

これをゴールドマンの式という.

その結果,最終的には,細胞内は細胞外に対して約 -50〜-90 mV の電位をもつ.
$$E_{in}-E_{out} = 約 -50 〜 -90\ mV$$
これが静止膜電位である.またこの状態を,細胞膜の内外で分極しているという.

骨格筋の静止膜電位は約 -90 mV である.

実際には,静止膜電位は膜の透過性が一番高い K^+ の平衡電位に近くなる.そこで,K^+ についての平衡電位をネルンストの式を用いて計算してみる.温度を37℃とすると,
$$E_{in}-E_{out} = (RT/zF)\cdot\ln[K^+]_{out}/[K^+]_{in}$$
であり,

$R = 8.317$ J/mole.deg $T = 37℃ = 310°K$ $z = +1$
$F = 96\,500$ coulomb/mole $\ln A = 2.3\log A$
$[K^+]_{out} = 5$ mole/ℓ $[K^+]_{in} = 157$ mole/ℓ

より,
$$E(K^+) = -92\ mV$$
となり,実際の静止膜電位に近い値となる.

2.3 幹細胞と再生医療

失われた組織や器官をつくり出す再生医療には，幹細胞という未分化の細胞を用いる．未分化の細胞は，心臓や脳などさまざまな部位に分化する可能性があり，これを多能性という．人体には成体幹細胞と臍帯血幹細胞という幹細胞が存在しているが，これらは最終的になる器官が決まっている（多能性がない）．しかし近年，多能性をもつ幹細胞を人工的につくることができるようになった．

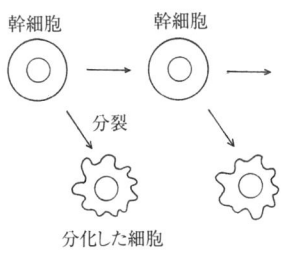

図 2-8　幹細胞の分裂

人工的な幹細胞に，ES 細胞，ntES 細胞，iPS 細胞がある．幹細胞は分裂して，幹細胞と分化した細胞になる．

表 2-2　幹細胞の種類

もともと人体に備わっている幹細胞（多能性がない）	臍帯血幹細胞	胎児の臍帯血に含まれている
	成体幹細胞	神経幹細胞，上皮幹細胞，肝幹細胞，生殖幹細胞，造血幹細胞，間葉幹細胞，骨格筋幹細胞
人工的につくられた幹細胞（多能性がある）	ES 細胞	受精卵から発育した胚の細胞を用いる
	ntES 細胞	受精卵に成体細胞の核を移植してつくる
	iPS 細胞	成体細胞に 4 つの遺伝子を入れてつくる

コラム

幹細胞の種類と特性／成体幹細胞のうち，神経幹細胞は神経細胞に，上皮幹細胞は怪我の修復（皮膚の再生）など上皮細胞に，肝幹細胞は肝細胞に，生殖幹細胞は精子に（卵子はつくられない），造血幹細胞は赤血球，白血球，血小板に，間葉幹細胞は結合組織に，骨格筋幹細胞は骨格筋になる．すなわち多能性がない．人工的につくられた幹細胞には多能性があるが，ES 細胞と ntES 細胞はヒトの胚や受精卵を用いるために倫理的問題が残る．iPS 細胞は本人の体細胞に 4 つの遺伝子（Oct3/4, Sox2, Klf4, c-Myc）を入れてつくることができるため，倫理的問題は少なく，拒絶反応も抑えられると考えられている．現在すでに皮膚の再生など実用化されているものもあり，今後，神経細胞を再生することにより脊髄損傷や認知症などの治療に，筋細胞の再生により心筋梗塞や筋ジストロフィーの治療に，またインシュリン合成細胞の再生により糖尿病の治療に役立つことが期待されている．

幹細胞 (stem cell)，成体幹細胞 (adult stem cell)，臍帯血幹細胞 (cord blood stem cell)，多能性 (pluripotent)，ES 細胞 (embryonic stem cell)，ntES 細胞 (nuclear transfer embryonic stem cell)，iPS 細胞 (induced pluripotent stem cell)

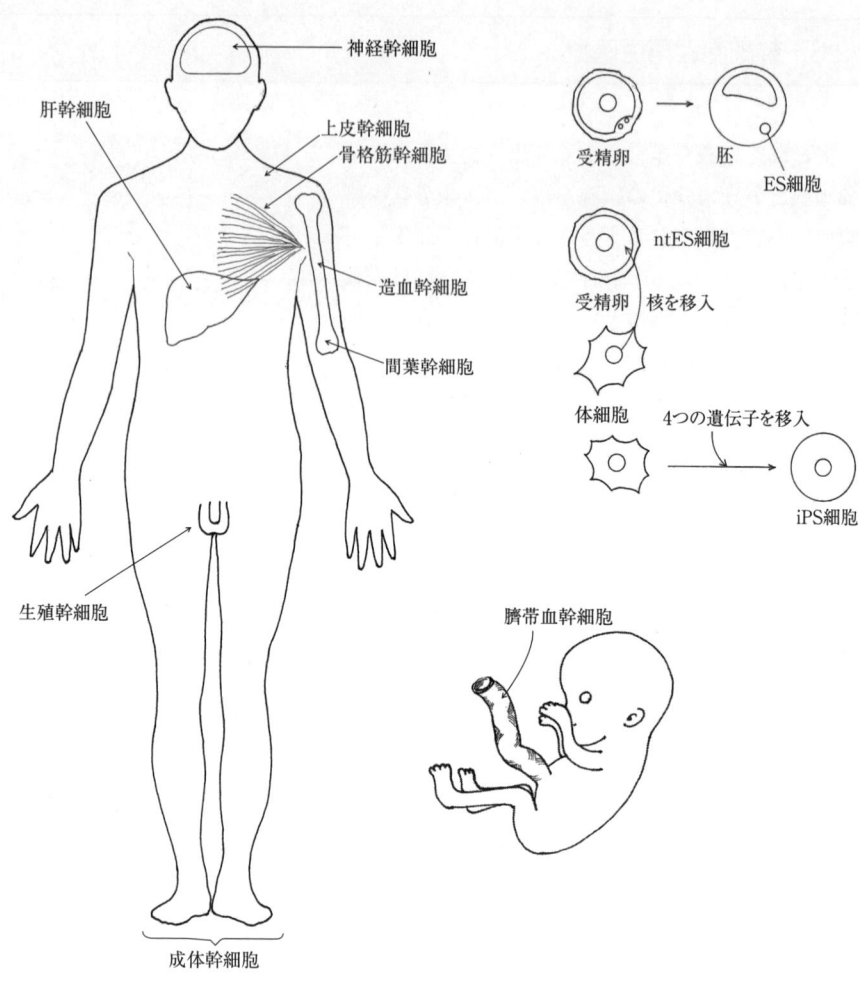

図 2-9 人体に備わっている幹細胞と人工的な幹細胞

序論

第3章　体液

　体内の水分を体液という．ヒトの体重の約60%は体液すなわち水分である．
水は比熱が物質中最大であり（比熱1.0：1gの水の温度を1℃上げるのに
1cal必要となる），温まりにくく冷めにくい，すなわち体温を維持するために，
水は生物にとって最適な構成材料なのである．また，水はさまざまな物質を
運搬する媒体ともなり，電解質の反応の場ともなっている．脱水状態は，物
質の移動や反応が制限され，体温が維持しにくい危険な状態である．
　この章では，
1. 体液の区分
2. イオン組成（細胞内外でイオン組成が異なる）
3. 浸透圧（これにより細胞内外での物質の平衡が保たれる）
4. 体液の恒常性維持にかかわる体液pHの調節機構，またその一部として
   理解すべき「酸―塩基平衡」，そしてその異常としての酸性血症（アシ
   ドーシス）とアルカリ血症（アルカローシス，塩基性血症）

について解説する．
　人体の恒常性維持の基本として，体液の酸―塩基平衡のしくみ，そしてア
シドーシスとアルカローシスの発生メカニズムと状態および対処法を理解し
てもらいたい．

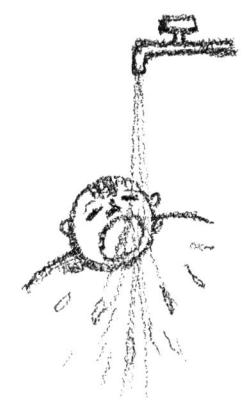

3.1 体液区分と細胞内外のイオン組成

(1) 体液区分

表3-1 体液区分

体液 (すなわち体内の水分. 体重の約60%)	細胞内液 (40%)		
	細胞外液 (20%)	管内細胞外液 (5%)	血漿, リンパ液, 脳脊髄液
		管外細胞外液 (15%)	組織液 (間質液ともいう)

(2) 細胞内外のイオン組成

体液に含まれる電解質の種類と濃度は,細胞内液と細胞外液とで異なる.
・細胞外液に多い陽イオンはNa^+,細胞内液に多い陽イオンはK^+, Mg^{2+}
・細胞外液に多い陰イオンはCl^-,細胞内液に多い陰イオンはHPO_4^{2-}

表3-2 細胞内液と細胞外液のおもなイオン濃度 (骨格筋の場合)

	細胞外液	細胞内液	外液/内液の比
Na^+	145 mM (ミリモル)	12 mM	12
K^+	4 mM	155 mM	1/39
Mg^{2+}	3 mM	26 mM	1/9
Cl^-	120 mM	4 mM	30
HPO_4^{2-}	2 mM	113 mM	1/57

[脚注] **イオンと電解質**
　原子または原子の集団が,電子 (e^-) を放出あるいは受け取り,電気的に中性でない状態になったものをイオンという.電子を放出し,＋の電気を帯びたものを陽イオン (例:水素イオンH^+),電子を受け取り,−の電気を帯びたものを陰イオン (例:水酸イオンOH^-) という.それぞれ,「正の電荷,負の電荷をもつ」とも表現される.水に溶けてイオンになる物質,つまり溶解 (電離) して電気を帯び＋イオンと−イオンに分かれる物質を電解質という.たとえば,NaClはNa^+とCl^-とに分かれ,炭酸(H_2CO_3)はH^+とHCO_3^- (重炭酸イオン) とに分かれる.ブドウ糖は水に混ざるが溶けず,電気を帯びないので電解質ではない.

3.2 浸透圧

濃度の異なる水溶液の間に半透膜があり,溶質分子が半透膜を通れないと,溶媒の水分子だけが膜を通って高濃度側へ移動する.この現象を浸透という.

水分子（溶媒）の浸透をおこさせる圧力（同じ濃度になろうとする力）を浸透圧といい,浸透圧は溶液のモル濃度と温度に比例する.

浸透圧 P は,次のファント・ホッフの式から求められる.

$$P = CRT$$

P：浸透圧（気圧）,C：溶液のモル濃度,R：気体定数 0.082,T：絶対温度（°K）

[脚注] **モル濃度**
1モル濃度は,溶液1 l 中に含まれる溶質をモル数で表した値(mol/l または M)である.浸透圧の単位は,オスモル（Osm）またはミリオスモル（mOsm）.

血液の浸透圧は約 280 mOsm（ミリオスモル）である.浸透圧が 280 mOsm の溶液を等張液という.280 mOsm より高い溶液を高張液,低い液を低張液という.高張液中では細胞（たとえば赤血球）は縮み,低張液中では細胞は膨張し,ときに破裂する.

0.9% NaCl 溶液は血液と等張で,生理食塩水（生食）とよばれる.

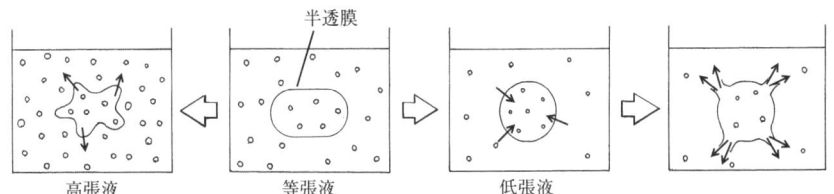

図 3-1　浸透圧

3.3 体液の酸—塩基平衡

体液の水素イオン濃度を一定に保つ（恒常性維持のひとつ）ことは，生命維持のうえで重要である．これは，生体内の化学反応が水素イオン濃度（pH）や温度に依存するからである．

血液の pH は，通常 7.35 〜 7.45 の範囲に保たれている．

体液の pH は，体液の電解質の組成によって変動し，次に示すヘンダーソン・ハッセルバルヒの式により求められる．

$$pH = 6.1 + \log([HCO_3^-]/[H_2CO_3])$$
$$= 6.1 + \log(27/1.35) = 6.1 + \log 20 = 6.1 + 1.3 = 7.4$$

(1) 体液の pH 調節機構

体液の pH 調節機構には**表 3-3** に示す3種類がある．

表 3-3 体液の pH 調節機構

血液緩衝系	血液緩衝系は体内外の過剰の酸やアルカリと結合して中和する（緩衝作用）．血液緩衝系のおもなものには，炭酸—重炭酸系，血漿蛋白質，ヘモグロビンがあり，脳脊髄液や細胞内液ではリン酸系緩衝作用が重要である．
肺性調節	血漿中の炭酸（H_2CO_3）が多くなると，炭酸は水と二酸化炭素（CO_2）に分解され，CO_2 は呼吸により肺から捨てられる．このため，血中の CO_2 分圧や炭酸濃度は呼吸状態によって変動する．これが肺性調節である．
腎性調節	血液中の pH を一定に保つよう，余分な酸は尿中へ排泄される．これが腎性調節である．

生体では，体の部位によって違いがあるものの，場所が決まればほぼ一定の pH が保たれている．これは緩衝作用によると考えられる．緩衝溶液（単に緩衝液またはバッファーとよばれる）とは，外部からの酸や塩基の侵入という衝撃を和らげる働きをもつ溶液である．緩衝溶液は，化学的には弱酸とその共役塩基の混合水溶液（3 つの緩衝系のすべて），または弱塩基とその共役酸の混合溶液である．血液(血液緩衝系)は後者にあてはまり，その中の炭酸や蛋白質がバッファーの役目を果たしている．

肺性調節とは呼吸による体液 pH の調節のことである．運動時，筋細胞ミトコンドリアの TCA 回路で産生された CO_2 は，血漿中の炭酸となり，血液を酸性にする．これを頸動脈小体で感知し，延髄の呼吸中枢へ情報を送り，呼吸を深く速

くして血中 CO_2 を下げようとする．これが運動時，激しい呼吸となる理由である．

(2) アシドーシス・アルカローシス

血液の pH は通常 $7.35 \sim 7.45$ の範囲である．血液の pH が 7.35 以下の場合をアシドーシス（酸性血症），7.45 以上をアルカローシス（アルカリ血症，塩基性血症）とよぶ．これらには表 3-5 に示すように，代謝性によりおきる場合と呼吸性によりおきる場合とがある．

表 3-4

	pH
胆汁	$6.5 \sim 8.5$
膵液	$8.2 \sim 8.5$
唾液	$5.5 \sim 8.0$
尿	$5 \sim 7$
血液	$7.35 \sim 7.45$

[脚注] 酸とアルカリ

水に溶解して H^+（水素イオン）を出すものを酸，OH^-（水酸イオン）を出すものを塩基あるいはアルカリという．H^+ の量を 0 から 14 までの数で表したのが水素イオン濃度（pH）であり，水溶液の酸性やアルカリ性の強弱を表すのに用いられる．pH7 が中性であり，pH が 7 より小さくなるほど酸性が強く，7 より大きくなるほどアルカリ性が強い．pH は次式で定義される．$pH = -\log[H^+]$．$[H^+]$ は水素イオンのモル濃度．

表 3-5 アシドーシスとアルカローシスの血液状態と対処法

	代謝性	呼吸性
アシドーシス	血漿の HCO_3^- の濃度が減少する．糖尿病や腎不全で体内に酸が多く生じる場合などにおきる．	血中の CO_2 分圧が増大する．肺の換気不全や呼吸中枢障害による換気低下などでおきる．対処法：呼吸を盛んにして，CO_2 排出を図る．
アルカローシス	血漿の HCO_3^- の濃度が増大する．嘔吐などで酸を異常に喪失したときなどにおきる．対処法：酸性水などを補給する．	血中の CO_2 分圧が減少する．過呼吸による換気亢進などでおき，無呼吸状態になることもある．対処法：自分の呼気を吸うなどして，早く血中 CO_2 分圧を上げる．

植物性機能

第4章　循環系

　循環系は脈管系ともいい，体の各部に酸素，栄養物，ホルモンなどを供給し，老廃物を排出し，免疫を司り，体温の安定を図っている．

　循環系には血管系とリンパ系がある．血管系は閉鎖循環系である．リンパ系は開放循環系である．血液系は心臓が動力源である．リンパ系には弁があるが動力源はなく，周囲の圧力を受けて受動的に流れている．

　血管系は血液，心臓，血管からできている．

　この章では，

1. 血液の成分と役割，赤血球とヘモグロビンの代謝と酸素運搬能力，白血球と免疫，血小板と血液凝固，血清蛋白と抗原抗体反応，輸血
2. 心臓に関しては，心拍数と血圧の調節中枢と調節メカニズム
3. 血管に関連しては，血液の循環経路，体表の毛細血管反射と体温調節の関係
4. リンパの概要

を解説する．

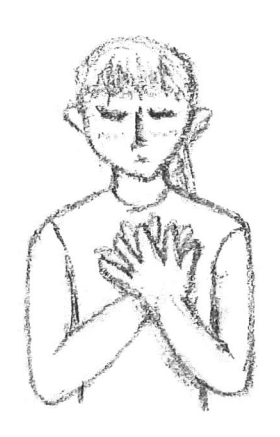

4.1 血液

(1) 血液の機能
血液の基本的機能は次の6つである．血液の特徴については**表4-1**に示す．
- 酸素，栄養素，ホルモンの運搬供給
- 二酸化炭素，老廃物の運搬排泄
- 全身の体温の均等化（熱の分散）
- 体液 pH の調節
- 外敵からの防御と異物処理
- 出血時の止血作用

表4-1 血液の基本的特徴

血液重量	体重の約 7〜8%（体重 70 kg の人では約 5.2 kg，約 5.2 l）
比重	1.05〜1.06
pH	7.35〜7.45
赤血球沈降速度（血沈，赤沈）	1時間に 15 mm 以下．貧血，炎症，抗体産生時に亢進する．しかし，正常時でも亢進することがあり，診断的価値はそれほど高くない．
浸透圧	280 mOsm．血漿蛋白質（おもにアルブミン）による膠質浸透圧も存在する（25〜35 mmHg）．

(2) 血液の成分
血液を各成分に分けることを分画という．

血液は血球（細胞成分）と血漿（液体成分）からなり，血漿からフィブリノーゲン（線維素原）を除いたものを血清という．血球には赤血球，白血球，血小板があり，血球はすべて骨髄でつくられる．血液全体に対する血球成分の比率をヘマトクリット値（Ht）という（約45%）．

血漿には，さまざまな蛋白質（血漿蛋白質）や電解質などが含まれる．

(3) 血漿
血漿は，血液全体の約55%を占め，90%以上が水で，ほかに蛋白質，糖質，電解質などを含む．血漿蛋白質には，アルブミン，グロブリン，フィブリノーゲン（線維素原，血液凝固の第Ⅰ因子）などがある．

血漿浸透圧は約 7.2 気圧（280 mOsm）でほぼ一定，血漿膠質浸透圧は約

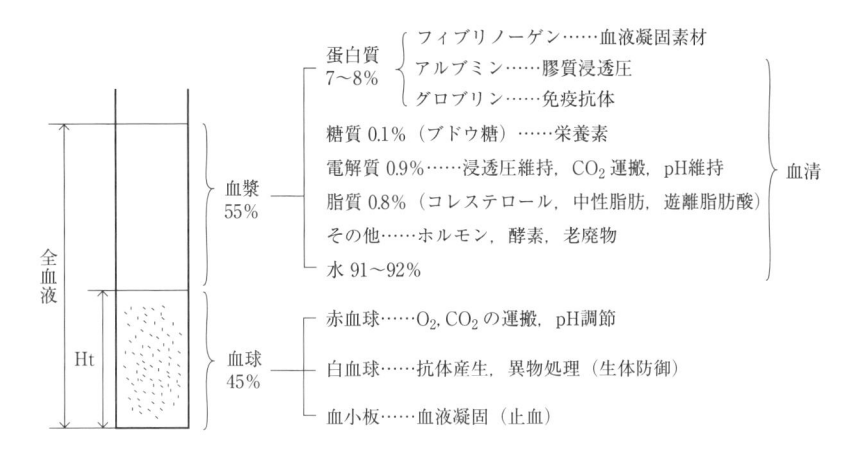

```
                    ┌ 蛋白質    ┌ フィブリノーゲン……血液凝固素材
                    │  7〜8%   ┤ アルブミン……膠質浸透圧
                    │          └ グロブリン……免疫抗体
          血漿      │ 糖質 0.1%（ブドウ糖）……栄養素
          55%       ┤ 電解質 0.9%……浸透圧維持，CO₂運搬，pH維持         血清
                    │ 脂質 0.8%（コレステロール，中性脂肪，遊離脂肪酸）
                    │ その他……ホルモン，酵素，老廃物
                    └ 水 91〜92%

          血球      ┌ 赤血球……O₂, CO₂の運搬，pH調節
          45%       ┤ 白血球……抗体産生，異物処理（生体防御）
                    └ 血小板……血液凝固（止血）
```

図 4-1　血液の成分

25 mmHg である．血漿膠質浸透圧とは，血漿蛋白とくにアルブミンが水を血液中にひきこむ力のことである．アルブミンの減少により血管外の組織に間質液がたまった状態が浮腫である．

血漿からフィブリノーゲンを除いたものが血清で，血清は凝固しない．

(4) 赤血球

赤血球は骨髄でつくられる円盤状で中央のへこんだ無核の細胞で，寿命は約120日である．肝臓や脾臓の細網内皮系細胞で分解されて，便や尿中に排泄される．赤血球中のヘモグロビン（血色素：Hb）が酸素と二酸化炭素を運び，標準的な数値は以下のとおりである．

- 赤血球数——成人男子で約 500 万個/mm³，成人女子で約 450 万個/mm³
- Hb 量——成人男子で約 16g/dl，成人女子で約 14g/dl

貧血は，赤血球数の減少（すなわち Hb の減少）や機能低下により酸素運搬能力が低下した状態であり，一過性の脳貧血である立ちくらみとは異なる．貧血の一般症状は，動悸，息切れ，脱力感，寒気，顔面蒼白などである．おもな貧血を**表 4-2** に示す．鉄欠乏性貧血は日本人の貧血の約 70％を占める．遺伝的変異として鎌形貧血症（鎌形赤血球症）がある．

肝臓や脾臓で分解された赤血球中のヘモグロビンは，**図 4-2** の過程をへて便中に排泄される．

黄疸は，ビリルビンが便に送られず，血液など体液や組織に送られた場合にお

表 4-2 貧血

種類	血球検査所見	原因	特有の症状	治療
鉄欠乏性貧血	小球性, 低色素性貧血	鉄欠乏によるHb合成障害	スプーン爪, 嚥下困難, 舌炎, プランマー・ビンソン症候群	鉄分補給, 食生活改善
巨赤芽球性貧血（悪性貧血）	大球性, 正色素性貧血	ビタミンB_{12}（葉酸）欠乏	舌が赤くなり, 表面がつるつるになる（平滑舌, ハンター舌炎）	ビタミンB_{12}の筋注
溶血性貧血	正球性, 正色素性貧血	脾臓や肝臓での赤血球破壊亢進	黄疸	ステロイド剤投与, まれに脾臓摘出
再生不良性貧血	正球性, 正色素性貧血	骨髄の赤血球形成が不十分	出血傾向, 易感染性	輸血, ステロイド剤, 骨髄移植など
続発性貧血		他の病気にともない発症		基礎疾患の治療

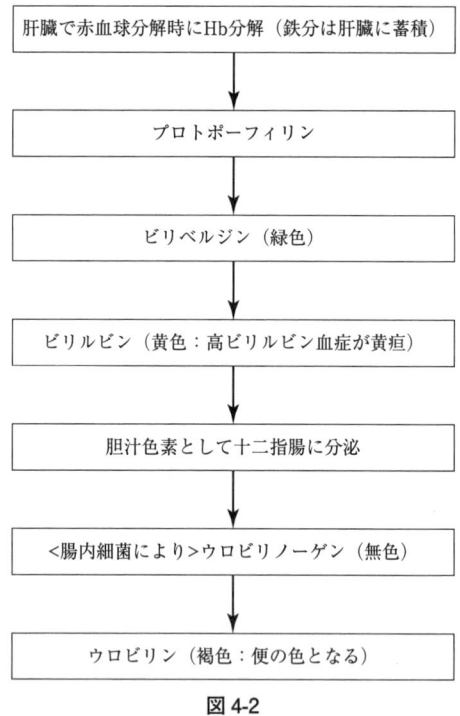

```
肝臓で赤血球分解時にHb分解（鉄分は肝臓に蓄積）
        ↓
   プロトポーフィリン
        ↓
   ビリベルジン（緑色）
        ↓
ビリルビン（黄色：高ビリルビン血症が黄疸）
        ↓
  胆汁色素として十二指腸に分泌
        ↓
<腸内細菌により>ウロビリノーゲン（無色）
        ↓
  ウロビリン（褐色：便の色となる）
```

図 4-2

こり，便は灰白色となり，皮膚や白目が黄色となる．尿もビール様茶色となり，泡も黄色となる．原因としては，胆石や胆管炎などで胆汁が腸内に送られない場合や，赤血球の破壊亢進がある場合（新生児黄疸，ギルバート病，ドゥビン・ジョンソン症候群など）などである．

(5) 白血球

白血球は骨髄でつくられる有核の細胞で，正常成人の白血球数は平均7 000 個 (4 000 ～ 8 000 個)/mm^3 である．各種白血球の分類と機能を**表 4-3** に示す．

表 4-3　白血球の分類

顆粒性白血球	好中性球（好中球，50 ～ 70％）	最も多い白血球．炎症時に血管壁を通り抜け，細菌のいる場所にゆき（遊走性），蛋白分解酵素により細菌やウイルスを取り込んで分解する（貪食作用）．いったん血管外に出た好中球は二度と戻らず，死滅して膿となる．
	好酸性球（好酸球あるいは好エオジン性球，2 ～ 3％）	少数であり，アレルギー反応時や寄生虫感染時などに増加する．
	好塩基性球（好塩基球）	最も少ない．貪食作用は弱い．ヒスタミンを含む．
無顆粒性白血球	単球（大食細胞：マクロファージ，6 ～ 8％）	蛋白分解酵素と脂肪分解酵素による貪食作用がある．血液から組織中に出て組織マクロファージ（大食細胞）となる．
	リンパ球（約20％）	Bリンパ球
		Tリンパ球：胸腺を通り，ヘルパーT細胞，キラーT細胞，サプレッサーT細胞に分化する．

白血病とは，骨髄中で造血幹細胞や前駆細胞などの未熟な白血球が自律的に増殖しはじめ（白血病細胞），血液，骨髄，その他の臓器に浸潤する腫瘍性疾患で，血液の癌といわれる．

コラム

副鼻腔／副鼻腔とよばれる鼻腔を取り囲む顔面骨内の空洞は，好中球や大食細胞が待機して，異物侵入に際して戦う（貪食作用）場所であり，感染後は副鼻腔から膿（すなわち細菌やウイルスを貪食して死んだ白血球と異物の残骸）が鼻腔に排泄される（青っ洟）．この時期は異物排除の後半戦，すなわち感染からの回復期である．副鼻腔には，前頭洞，篩骨洞，蝶形骨洞，上顎洞がある．副鼻腔は鼻腔と狭い管でつながっており，ここに炎症性の分泌物がたまった状態が蓄膿症である．

(6) 血小板

血小板は血液凝固因子Ⅲ（血小板第Ⅲ因子）や，Ca^{2+}，ATP，ADP，セロトニンなどを含むもので，骨髄の巨核球の分裂で生じ，血中に13万～35万個/mm^3存在する．

(7) 止血，血液凝固

血管損傷（出血時）に対する止血機構を表4-4に示す．

表4-4 止血の4相

一次止血		損傷部位の血管壁が収縮し，血小板の粘着，凝集により血小板血栓が形成される．一次止血に要する時間を出血時間という．
二次止血 (血液凝固)	第1相	トロンボキナーゼが形成される段階．
	第2相	トロンビンが形成される段階．
	第3相	フィブリンが形成され，血栓ができ，凝固が完了する段階．
	第4相 (線溶)	傷が治り，不要となった血栓がプラスミン（蛋白質分解酵素）により溶解され，フィブリン分解産物（FDP）となり消化，吸収される段階．これを線溶（線維素溶解）という．

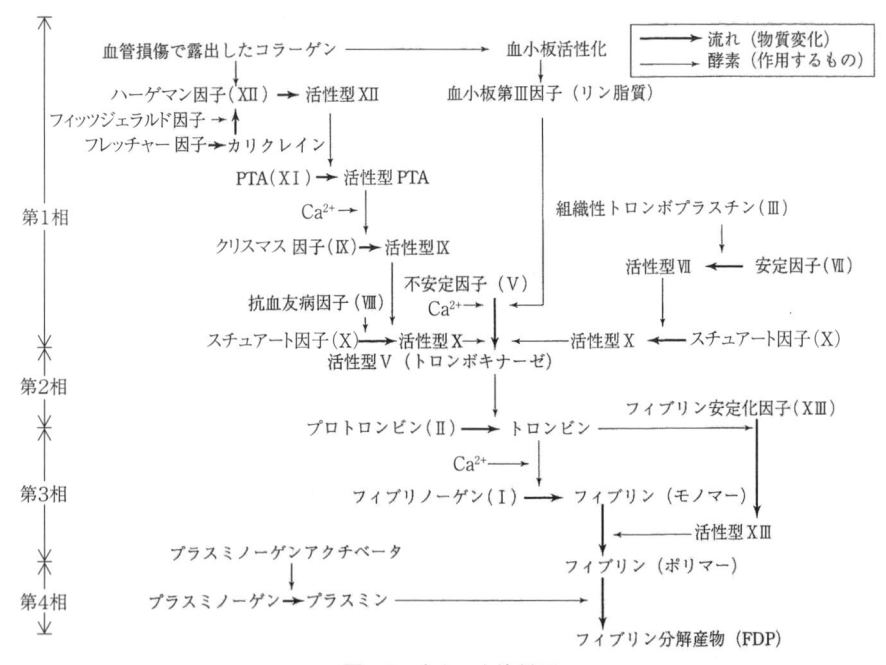

図4-3 止血，血液凝固

表4-5 血液凝固因子

凝固因子	慣用名	活性型
I	フィブリノーゲン（線維素原）	フィブリン（線維素）
II	プロトロンビン	トロンビン
III	組織トロンボプラスチン	
IV	Ca^{2+}	
V	不安定因子	Va因子*
VI	なし	
VII	安定因子	VIIa因子
VIII	抗血友病因子	
IX	クリスマス因子	IXa因子
X	スチュアート因子	Xa因子
XI	PTA	XIa因子
XII	ハーゲマン因子	XIIa因子
XIII	フィブリン安定化因子	XIIIa因子
その他の因子	プロカリクレイン（フレッチャー因子），高分子キニノーゲン（フィッツジェラルド因子）など	カリクレインなど

（注）＊ aは活性型（activated）の意味．

血液凝固因子は第VI因子が欠番の12種類である．

血友病は，先天性の血液凝固因子欠損であり，血友病Aは第VIII因子，血友病Bは第IX因子の欠損により血液凝固しない病気である．第VIII因子および第IX因子をつくる遺伝子はX染色体上にあり，X染色体を2つもつ女性（XX）の場合は片方のX染色体が第VIIIあるいは第IX因子欠損であっても，もう片方のX染色体がその因子をつくれば血友病にはならない．しかし，X染色体を1つしかもたない男（XY）の場合には血友病の出現率が高くなる．このように性に伴って出現率の異なる遺伝形質を伴性遺伝という．

(8) 血液型と輸血

血液型の判定に用いられる血球凝集（ぎょうしゅう）反応は，抗原抗体反応の一種である．

血液型は赤血球表面にある凝集原（抗原）による血液の分類であり，臨床上重要なのはABO式とRh式である．医療現場では同型同士の輸血が原則で（同型輸血），輸血時は事前に必ず交差適合試験（クロスマッチングテスト）を行う．クロスマッチングテストには，主試験（オモテ試験；供血者（ドナー）の血球と受血者（レシピエント）の血清による凝集試験）と，副試験（ウラ試験；供血者

の血清と受血者の血球による凝集試験）がある．両試験で凝集が生じなければ輸血可能となる．不適合輸血を防ぐため，クロスマッチングテストは別の場所で，別の複数のスタッフ立会いのもと2回行う．

ABO 式血液型

赤血球表面にある A 凝集原と B 凝集原の有無により分類する．血清中には，抗体として抗 A 凝集素（α）と抗 B 凝集素（β）が存在する．A,B 凝集原は蛋白質であり，A と α，B と β が共存すると，異種蛋白質に対する抗原抗体反応として血球の凝集がおこる．

第9染色体の1対（相同染色体）にそれぞれ A 凝集原と B 凝集原をつくる遺伝子座位があり，それぞれ独立に遺伝するので複対立遺伝子という．

日本人の表現型出現頻度は，A 型（約4割），O 型（約3割），B 型（約2割），AB 型（約1割）である．

表 4-6　ABO 式血液型の遺伝子型と表現型

表現型	遺伝子型	赤血球凝集原	血清中の抗体（凝集素）	凝集反応		日本人の出現頻度（%）
				抗 B 凝集素（β）と	抗 A 凝集素（α）と	
A 型	AA, AO	A	抗 B（β）	−	+	38.2
B 型	BB, BO	B	抗 A（α）	+	−	21.9
O 型	OO	なし	抗 A, 抗 B（α, β）	−	−	30.5
AB 型	AB	A と B	なし	+	+	9.4

Rh 式血液型

Rh 因子とは，ヒトとアカゲザル（Rhesus monkey）の赤血球に共通する凝集原である．Rh 因子が存在する場合は Rh(+)，存在しない場合は Rh(−) となる．日本人の Rh(−) 出現頻度は 0.5% である．

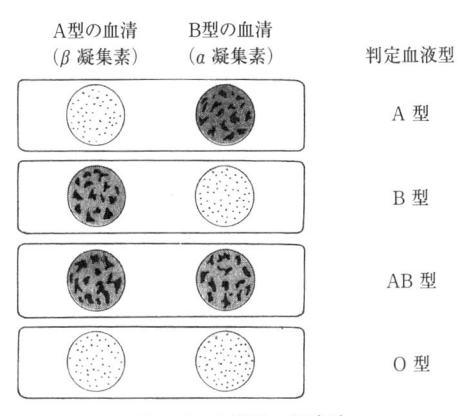

	A型の血清 （β凝集素）	B型の血清 （α凝集素）	判定血液型
	（凝集なし）	（凝集あり）	A 型
	（凝集あり）	（凝集なし）	B 型
	（凝集あり）	（凝集あり）	AB 型
	（凝集なし）	（凝集なし）	O 型

図4-4　血液型の判定法

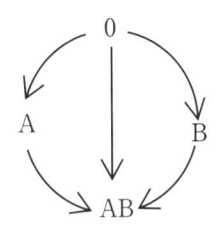

O型は，A型，B型，AB型に輸血できる．
A型は，AB型に輸血できる．
B型は，AB型に輸血できる．
O型は，O型からしか輸血できないが，どの型にも輸血できる．
AB型は，どの型にも輸血できないが，どの型からも輸血できる．

図4-5　輸血の図

> **コラム**
>
> **血液型**／動物はそれぞれ種に固有の血液型をもつ．ヒトの場合，①赤血球の膜に存在する蛋白質の種類，②赤血球の酵素の種類，③白血球の種類，④血清蛋白質の種類などから，多数の血液型がある．①にはABO，Rhのほか，MN，P，Se，Xg，Yt，ルイス，ケル，ディエゴ，ルセラン，ダーフィ，キッド，ドンブロック，オーベルジュ，コルトン，シッド，サイアナなど多数の血液型が知られている．ABO式血液型は，微量の血痕のほか，精液，唾液，毛髪などからも鑑定できるので，法医学的に利用されている．
> 　輸血以外にも，妊娠時，Rh(−)の母親がRh(+)の子供を妊娠した場合，出産時に胎児の血液が母親に対して抗体をつくらせるため，次のRh(+)児を妊娠したときに抗原抗体反応をおこして胎児の血液を溶血してしまう．現在では，第1回目の出産後3日以内に抗Rh抗体を母親に注射し，抗体ができないようにすることができる．ABO式血液型の母子間不適合はほとんど問題がない．
> 　近い将来，人工赤血球が開発されれば，血液型不適合の問題は解決されると期待されている．

4.2 心臓

(1) 心臓の基本的特徴

心臓は，心筋でできた中空性のポンプである．心筋は組織学的には他の骨格筋と同じ横紋筋である（心臓以外の内臓は平滑筋でできている）．心臓は，中隔（心房中隔，心室中隔）により右心系（右心房，右心室）と左心系（左心房，左心室）に分けられる．心房より心室が，とくに左心室の筋が厚い．

心房は血液が流入する部屋であり，心室は血液を送り出す部屋である．心臓から血液を送り出す血管を動脈，心臓へ送り返す血管を静脈という．したがって，肺動脈には静脈血が流れ，肺静脈には動脈血が流れている．

持久力トレーニングなどを長期にわたり行うと，心臓は肥大して心拍出量は増大し，心拍数は減少（徐脈化）する．これをスポーツ心(臓)という．病的に心肥大したものは牛心という．

心臓は絶えず周期的に拍動する自動性（自動能，自律性）をもつ．この拍動リズムは第一のペースメーカー（洞房結節，洞結節）でおきる約200回/分の電気的興奮（脱分極）であり，第二のペースメーカー（房室結節）をへて，ヒス束を通り右脚と左脚に伝わり，ついで伝導性の高いプルキンエ線維を介して各心筋線維を収縮させる．

洞結節からプルキンエ線維にいたる経路を興奮（刺激）伝導系という．

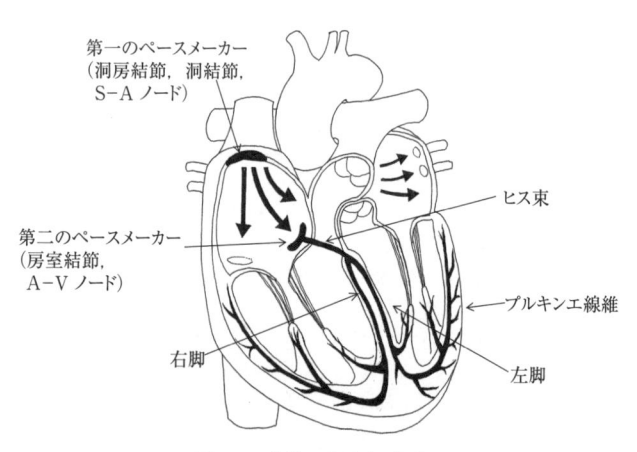

図4-6 心臓の興奮伝導系

(2) 心臓に関する標準値

心臓に関する成人安静時の標準値は**表 4-7**のとおりである．

表 4-7 心臓の成人安静時標準値

心拍数（HR：heart rate）	70 〜 80 回/分
一回拍出量（SV：stroke volume）	60 〜 80 ml
心拍出量（分時容量）	一回拍出量×心拍数であり，約 5 l/分
呼吸との関係	約 4.5 回の心拍に対して 1 回の呼吸
心重量	体重の 0.6%（血液量は体重の 5% なので，血液量は心重量の 8.3 倍）

(3) 心拍数の反射と調節

心拍数を調節する中枢は延髄と脊髄にあり，心臓神経中枢という．心臓神経中枢からは，心臓交感神経，心臓迷走神経（副交感神経）という自律神経が出ており，心臓はこの二重支配を受けている．心臓交感神経は心臓に対して促進的，心臓迷走神経は抑制的に働く．

交感神経は，アドレナリン（別名エピネフリン）やノルアドレナリン（別名ノルエピネフリン）を分泌して，洞房結節の脱分極を早めて心拍数を上げ，副交感神経はアセチルコリンを分泌して心拍数を下げる．心拍数が促進された状態を頻

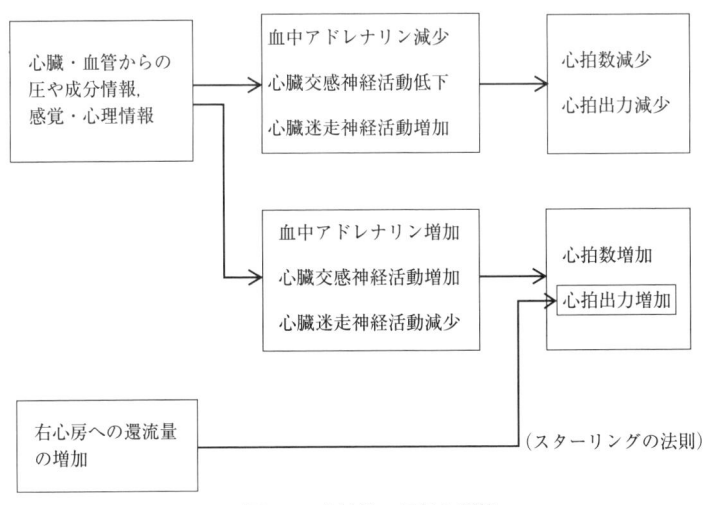

```
┌──────────────┐   ┌──────────────┐   ┌──────────┐
│ 心臓・血管からの │   │ 血中アドレナリン減少 │   │ 心拍数減少 │
│ 圧や成分情報，  │──▶│ 心臓交感神経活動低下 │──▶│ 心拍出力減少│
│ 感覚・心理情報  │   │ 心臓迷走神経活動増加 │   │          │
└──────────────┘   └──────────────┘   └──────────┘
                   ┌──────────────┐   ┌──────────┐
                   │ 血中アドレナリン増加 │   │ 心拍数増加 │
                   │ 心臓交感神経活動増加 │──▶│ 心拍出力増加│
                   │ 心臓迷走神経活動減少 │   │          │
                   └──────────────┘   └──────────┘
┌──────────────┐
│ 右心房への還流量 │─────────────────────▶
│ の増加        │              （スターリングの法則）
└──────────────┘
```

図 4-7 心拍数の反射と調節

脈，抑制された状態を徐脈という．

心臓自体，血管壁，頸動脈小体，大動脈からの血圧や成分の情報，皮膚や筋からの感覚情報，また心理的作用も心拍数に影響を与える．

(4) 心臓反射と調節

おもな心臓反射と調節には**表 4-8** のものがある．

表 4-8　心臓反射と調節

頸動脈洞反射，大動脈弓反射	動脈圧が上昇すると，頸動脈洞，大動脈弓の圧センサーからそれぞれ頸動脈洞神経，迷走神経を介して延髄の心臓抑制中枢を刺激し，心機能と呼吸機能が抑制される．
頸動脈小体反射	頸動脈小体と大動脈体の化学受容器が，血中の CO_2 分圧の増加により頸動脈洞神経，迷走神経（求心性）を介して延髄の心臓促進中枢を刺激し，交感神経を介して心機能と呼吸機能が亢進される．
ベインブリッジ反射（心房反射）	うっ血などにより静脈圧が上昇あるいは心臓血液還流量が多くなると，大静脈や右心房の圧センサーから迷走神経を介して延髄の心臓促進中枢を刺激し，交感神経を介して頻脈あるいは呼吸亢進となる．また静脈圧の上昇は抗利尿ホルモンの分泌を抑制し，尿量増加，血液量減少をもたらす．
スターリングの法則（心臓法則）	一回心拍出量は，心臓血液還流量（心臓にもどる血液量）が多くなる（静脈圧が高くなる）と増加する．これをスターリングの法則（心臓法則）という．
心拍数反射	潜水反射：顔を水につけたときに徐脈となる反射．鼻腔内の三叉神経から伝わり，迷走神経を介する反射と考えられている（本来，水生哺乳類や水鳥の反射であるが，ヒトでも見られる）．
	アシュネル反射：眼球を手などで圧迫したときに徐脈となる反射．
	上咽頭神経反射：上咽頭粘膜からの反射で，有毒気体を吸入した際の防御的反射と考えられている．
心拍数のホルモン調節	副腎髄質ホルモン（アドレナリン）と甲状腺ホルモン（チロキシン）は心拍数を増加させる．

(5) 心電図

心筋収縮により生じた活動電位を体表面から導出したものを心電図（ECG：electro-cardio-gram）という．心電図の導出には四肢誘導（両手首と左足首から導出）と胸部誘導がある．四肢誘導からはアイントーフェンの三角形を用いて心起電ベクトルを合成できる．

心電図には，P波，QRS群，T波の3つの主要な波がある．心房収縮時の脱分極がP波，心室収縮時の脱分極がQRS群，心房と心室の弛緩時の再分極がT波となる．心房収縮，心室収縮，弛緩は左右同時に行われる．

(6) 心音

心音は心臓弁膜の振動音である．心臓収縮時の第1音（QRS群に一致）と弛

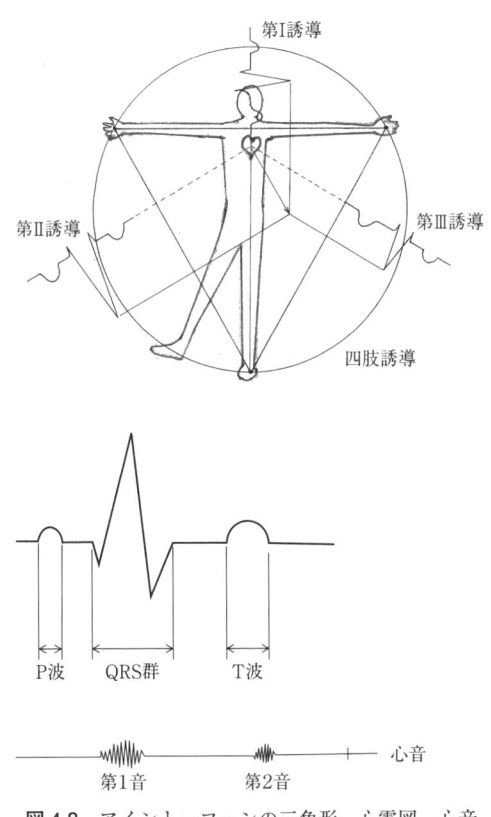

図4-8 アイントーフェンの三角形，心電図，心音

緩時の第2音（T波の終わりに一致）からなる．聴診器や心音図により記録する．心音は心臓弁膜症や心臓奇形の診断に欠かせない．

(7) 心拍動

心拍動は皮下動脈で触れることができる．代表的箇所は，手首の橈骨動脈（手首の掌側拇指側），頸動脈（頸の中ほど左右外側部），大腿動脈（大腿部内側，股間から膝までの股間から1/3ほどの位置）である．

(8) 呼吸性不整脈

脈拍間隔が一定でない場合を不整脈という．心拍中枢と呼吸中枢は延髄にあるため，心拍は呼吸の影響を受ける．すなわち，比較的ゆっくりと呼吸した場合，心拍は吸息期に速く，呼息期に遅くなる．さらに1分間に数回程度のゆっくりした呼吸になると逆転し，心拍は吸息期に遅く，呼息期に速くなる．これを呼吸性不整脈というが，健常者に通常見られ，女性，若年者，スポーツマンで顕著である．

(9) 病的な不整脈

病的な不整脈として表4-9のものがある．

表 4-9　病的な不整脈

期外収縮	正常な拍動とは無関係の拍動．
完全房室ブロック	房室間の伝導が完全に絶たれ，心房と心室が独立のリズムで拍動する．
不完全房室ブロック	房室間の伝導が不完全に絶たれ，心室が不規則なリズムで拍動する（絶対不整脈）．
脚ブロック	プルキンエ線維の異常による不規則な拍動．
心房細動	不完全房室ブロック状態で400〜600回/分という速い不規則リズムで心房が拍動．
心房粗動	心房に新たな歩調どり（ペースメーカー）ができ，200〜300回/分の速い規則的リズムで心房が拍動．

4.3 血液循環と血管系

(1) 血液循環

血液循環は,肺循環(小循環)と体循環(大循環)に区別される.

血液の流れは図 4-9 のようになる.

静脈系には2通りある.動脈と伴行する静脈系と,皮下を通る皮下静脈系(皮静脈系)である.静脈には弁があり,逆流を防いでいる.

末梢の骨格筋が律動的に収縮すると,弁のために血液が律動的に還流される.このため四肢筋(とくに下腿筋)を第二の心臓とよんでいる.

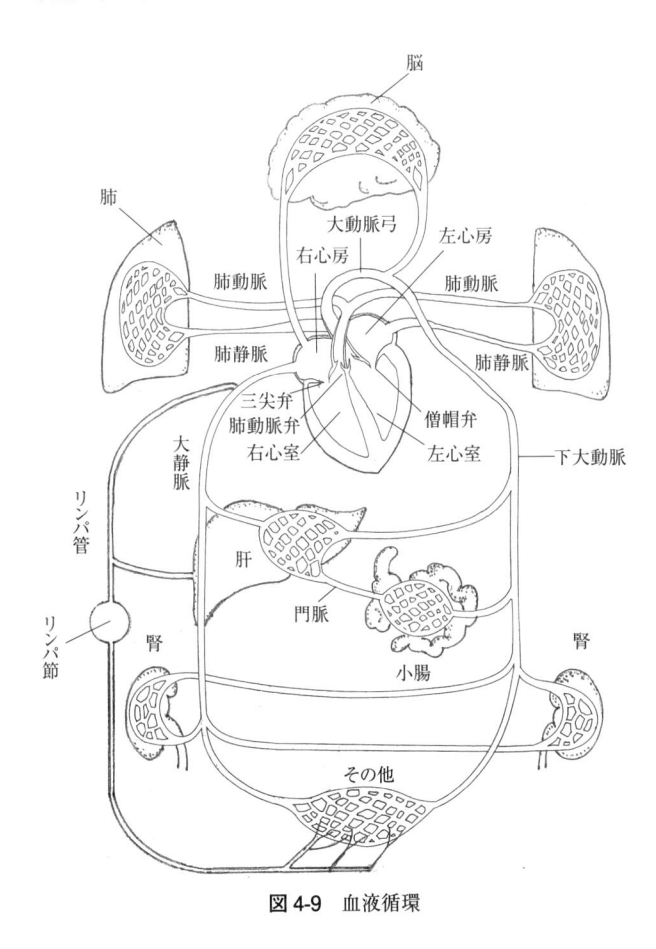

図 4-9 血液循環

> **コラム**
>
> **皮下静脈／**お腹が冷えるとは,下腹壁皮静脈が冷やされ血液温が下がることをいい,これを防ぐために腹かけや腹巻などがある.採血時は肘の屈曲面の肘正中皮静脈に挿針することが多い.前腕部で皮静脈を押さえ,心臓側へしごくと弁で血液の逆流が止まり,弁の位置を確認することができる.

(2) 毛細血管

毛細血管は,末梢で動脈と静脈をつなぐ血管であり,内皮細胞と壁細胞の2層からなる.2層はTie2という物質により接合されているが,Tie2が減少すると壁細胞が剥離(はくり)し,毛細血管が破壊される.毛細血管でのみ血管内外の物質(O_2,栄養物,ホルモン,CO_2,老廃物)の出入りができる.したがって,毛細血管が老化などにより壊れると,周辺組織の循環は悪くなり,皮膚の老化や脱毛などにつながる.

(3) 体表の毛細血管反射

体表(真皮)の毛細血管は,冷やされると反射的に収縮し,温められると反射的に拡張する.寒いときに皮膚が白く見え,暑いときに皮膚が紅潮して見えるのはこのためである.

額(ひたい)の毛細血管はこの反射を受けにくく常時開いているため,手や額をあてて血液温を測定することができる.子供や女性では頬(ほお)の毛細血管もこの反射を受けにくく,寒いときにも頬の血管が開いているので「リンゴのほっぺ」となる.

(4) 血液の配分

覚醒(かくせい)時(昼間)は交感神経の働きにより,全身の血液は筋と神経(脳や脊髄)に多く配分されるが,睡眠時(夜間)は副交感神経の働きにより,血液は内臓と体表毛細血管に多く配分される.

食後は一時的に副交感神経が優位となり,血液は内臓と体表毛細血管に多く配

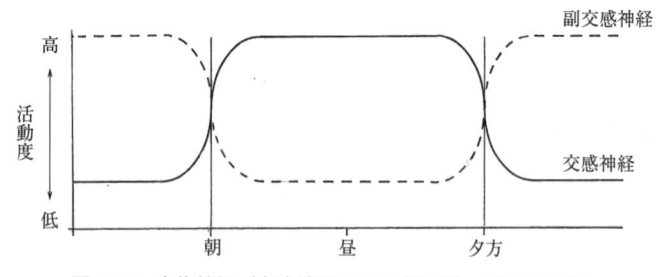

図4-10 自律神経(交感神経と副交感神経)の昼夜リズム

分されるため，筋と神経の働きは低下する．

　習慣的な夜更かしなど自律神経失調状態にあると，覚醒時でも交感神経の働きが鈍く（とくに午前中），筋と神経への血液供給が不足して働きは低下する．

　副交感神経優位となる入眠時は体表の毛細血管に血液が配分されるため，体表温が上がり赤くなる．幼児，女性，スポーツマンなどは交感神経と副交感神経の切替えがすばやいため，この現象が顕著である．眠くなった子供の手が温かくなるのはこのためである．

　睡眠時（とくに冬の夜間），トイレなどにおきて体表が強く冷やされると，体表の毛細血管反射により毛細血管は収縮し，1～1.5 l ほどの体表の血液が体内に押し出され，弾力抵抗の少ない脳の血管に一気に流入し脳溢血（のういっけつ）となることがある．こうした場合には，体表の毛細血管反射をおこさせないために，体表を冷やさないようにする工夫が必要である．かつて冬の東北地方などで用いられていた「かい巻き布団」は，体表毛細血管反射による脳溢血を防ぐためのすぐれた道具である．

コラム

ハンチング・テンパラチャー・リアクション／動脈と静脈をつなぐ動静脈吻合枝が見られることもある．手指の動静脈間にあるホイヤー・グロッサー器官も動静脈吻合枝であり，通常は閉じているが，指先が寒冷暴露され末梢の毛細血管が収縮して血流阻害をおこし，指先温度が低下してくると，ホイヤー・グロッサー器官が開いて動脈から静脈に血液を流し，その部位を温める．しばらくするとまた閉じ，指先温度は低下する．これを繰り返すことにより，指先を凍傷から守っている．この機構をハンチング・テンパラチャー・リアクションという．

---

(5) 血圧，高血圧，低血圧

　血圧とは血液が血管壁に及ぼす力（圧力）であり，mmHg（水銀柱）で表す．血圧には最高血圧（収縮期血圧）と最低血圧（拡張期血圧）があり，その差を脈圧という．

　上腕動脈で測定する血圧の標準値，高血圧症，低血圧症の目安を**表 4-10** に示す．最高血圧，最低血圧，脈圧は 3：2：1 の関係にある．

表 4-10　血圧標準値（上腕動脈），高血圧，低血圧

	低血圧症	標準値	高血圧症
最高血圧	100 mmHg 以下	120 mmHg	160 mmHg 以上
最低血圧	60 mmHg 以下	80 mmHg	95 mmHg 以上
脈圧		40 mmHg	
	以上の両方あるいは片方に該当する場合		以上の両方あるいは片方に該当する場合（WHO, 1978）

(6) 血圧測定法

　血圧測定には，直接法（カテーテル法）と間接法（触診法，聴診法，振動法）がある．一般には聴診法が用いられ，図 4-11 のように上腕に圧迫帯（カフ）を巻き，空気を入れて上腕動脈を圧迫止血し，徐々に減圧し，肘窩（肘の屈曲面）の上腕動脈の血管音（コロトコフ音）の聞こえ始め（最高血圧）と聞こえ終わり（最低血圧）により測定する．

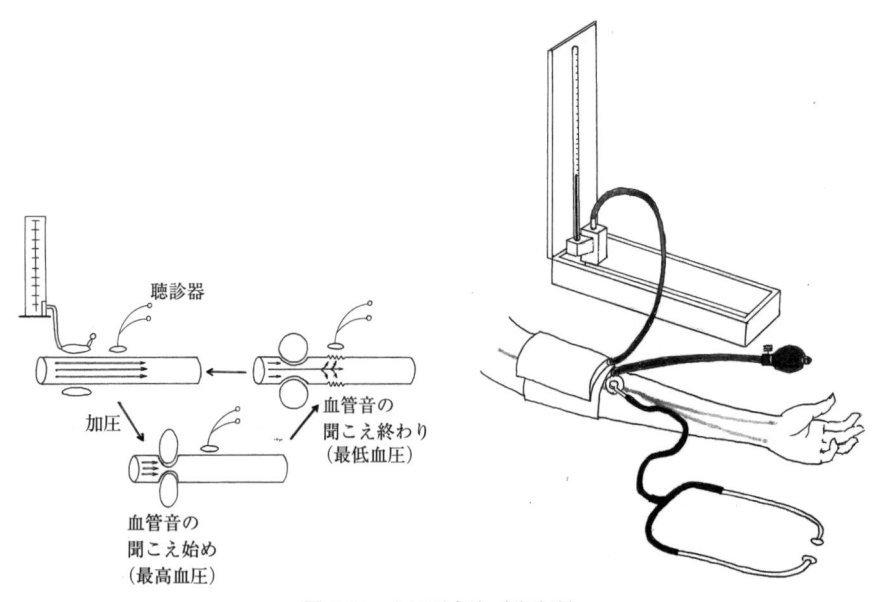

図 4-11　血圧測定法（聴診法）

(7) リンパ循環

毛細血管では，若干の血漿成分が毛細血管外に漏出し組織間液となり，物質交換の仲介をしている．組織間液は再び毛細血管に収容されるが，収容されなかった組織間液は，その付近に開放端として存在するリンパ管に入りリンパ液となる．

右上半身経由のリンパ液は右リンパ本幹を形成し，右の静脈角（右鎖骨下静脈と右内頸静脈の合流点）から大静脈に入る．左半身経由のリンパ液は胸管をへて，左の静脈角から大静脈に入る．

リンパ管の途中にはところどころにリンパ節があり，リンパ液から細菌や異物を濾過し，また独自にリンパ球や抗体の産生を行っている．

リンパ節は，頸や四肢の付け根，腋下，鼠径部などに多く，また口腔奥の扁桃腺，舌扁桃，口蓋扁桃，咽頭扁桃などからなるワルダイエルの扁桃輪はリンパ組織の集まりであり，胸腺や脾臓は一種のリンパ組織である．また，パイエル板はリンパ小節の塊である．

なお，消化管からのリンパ液は，吸収した脂肪球を含み乳濁色を呈するため，とくに乳糜とよぶ．乳糜の集まる乳糜槽（腹部）から胸管が上方に伸びる．

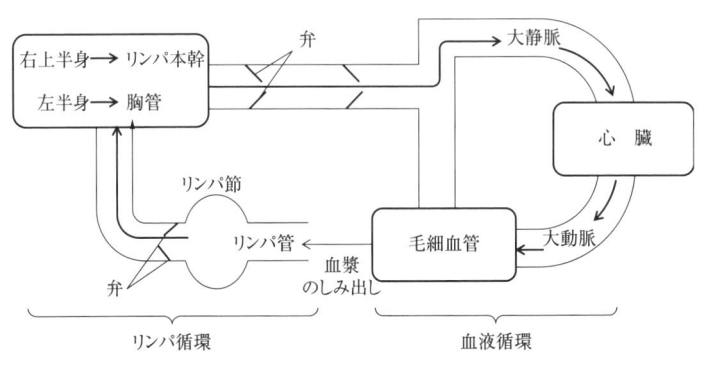

図 4-12　リンパ循環

(8) ショック

急性循環不全の状態をショックという．

出血や細菌毒，心臓自体の病変，アナフィラキシーショック，薬物により，心機能が極度に抑制（心拍出量が減少）され，組織が低酸素状態となり，めまい，血圧低下，吐き気，顔面蒼白，意識低下などをおこす状態がショック状態である．ショックは循環不全なので，処置が遅れると死にいたる．気道確保，脳への血流（酸素）供給の維持が緊急の対策である．

植物性機能

第5章　呼吸系

　呼吸とは，食物を酸化分解し，その結合エネルギーをATPというエネルギー物質に変換する過程のすべてをいい，外呼吸と内呼吸に分けられる．

　外呼吸（肺呼吸）とは，肺で行われる酸素摂取および二酸化炭素排出のことであり，体内に酸素（O_2）を取り入れ，物質代謝の結果生じた二酸化炭素（CO_2）を体外に排出する機能である．

　内呼吸（組織呼吸，細胞内呼吸）とは，血液と組織の間のガス交換およびミトコンドリア内でATPをつくり出す代謝過程のことである．内呼吸については第9章「体温調節・エネルギー代謝系」で説明する．

　外呼吸と内呼吸でのガス交換は拡散によってなされる．すなわち，血液ガスは分圧の高いほうから低いほうへ拡散し，平衡に達するまで移動する．

　この章では，
1. 呼吸相
2. 呼吸運動のしくみ
3. 肺気量の区分
4. 末梢への酸素供給の状況を示す酸素解離曲線
5. 呼吸調節と異常呼吸

について解説する．

　しかしそれだけではなく，呼吸系と循環系の関係とくに赤血球の酸素運搬，二酸化炭素排出と関連づけて理解すること，また体温調節系やエネルギー代謝系と関連づけて呼吸に関する知識を整理することが大切である．

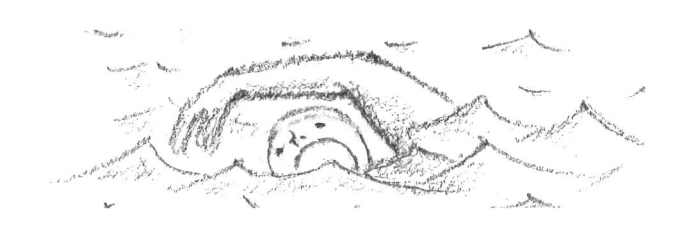

5.1 呼吸器と呼吸相

(1) 呼吸器の概要

呼吸器は気道と肺から構成される．気道は鼻腔（および口腔），喉頭，気管，気管支，細気管支からなり，肺は無数の肺胞からなる．

(2) 吸息と呼息

呼吸には吸息相と呼息相がある．胸腔内圧は常に陰圧に保たれており，自分で膨らむことができない肺は陰圧の胸腔内圧を利用して拡張する．

吸息相では，筋運動で胸郭を拡げ，胸腔内圧を肺胞内圧より陰圧にし，外気が流入することにより肺胞が受動的に膨らむ．

呼息相では，脱力や筋運動により胸郭を縮小させ，肺胞気を外に排出する．

肺胞内面にあるリン脂質（界面活性物質）のおかげで，肺胞は均等に拡張することができる．胸腔内圧と肺胞内圧の圧差が $1\,\mathrm{cmH_2O}$ 増加したときに肺容量が何リットル増加するかを，肺のコンプライアンスという．通常 $0.21\,l/\mathrm{cmH_2O}$ であり，値が大きいほど柔らかく肺胞が拡張する．

> **コラム**
>
> **呼吸** ／ 呼吸は英語で respiration というが，これは inspire（吸気）と expire（呼気）を繰り返す（re）という意味．inspire, expire は，spirit（精気）を取り入れる（in）あるいは吐き出す（ex）ということであり，本来，sprit は外界を満たす精気であったが，そのうち一人ひとりの魂という意味をもつようになった．

5.2 呼吸運動のしくみ――胸式呼吸, 腹式呼吸

(1) 胸式呼吸
　胸式呼吸は胸郭の運動を主とする呼吸であり，女性に多く見られる．吸息運動は外肋間筋，呼息運動は内肋間筋の収縮による．吸息期，胸郭の幅径と矢状径が増加する．

　吸息が十分でない場合，胸鎖乳突筋や斜角筋（前・中・後斜角筋：頸椎からおこり第一および第二肋骨に停止）が補助筋として働き，胸郭上部を引き上げ胸郭の容積を増やす．

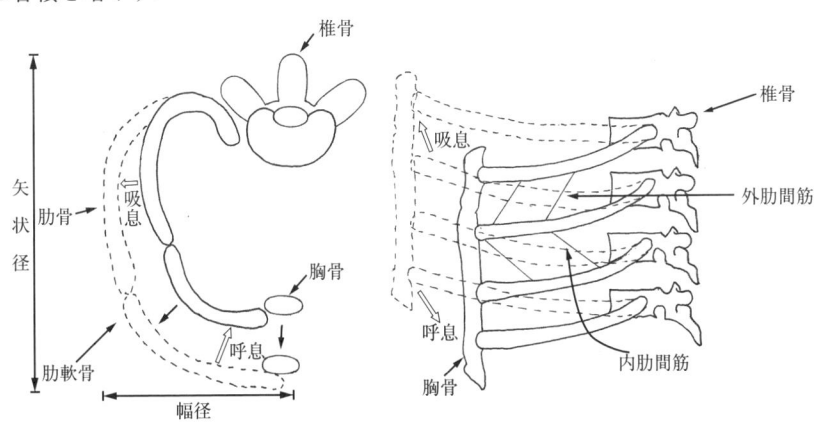

図 5-1　胸式呼吸

(2) 腹式呼吸
　腹式呼吸は横隔膜の運動を主とする呼吸であり，男性に多く見られる．吸息運動は横隔膜の収縮により，呼息運動は横隔膜の弛緩による．吸息期には腹部幅径と矢状径が増加する．

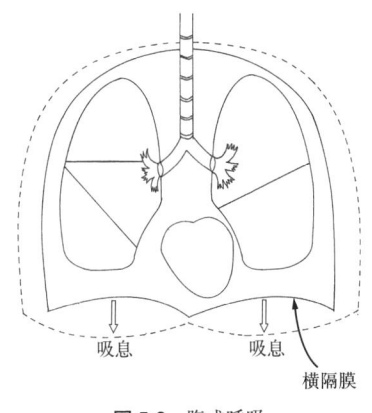

図 5-2　腹式呼吸

5.3 肺気量

(1) 肺気量の区分

肺気量は，通常の呼吸から努力吸息，努力呼息を行ったときの呼吸流量計（スパイロメーター）により測定することができる．また，肺活量は肺活量計により測定される．

肺気量は図 5-3 のように区分されている．

・予備呼気量——1 000 ml
・予備吸気量——2 000 ml
・(努力) 肺活量——2 000 ～ 4 000 ml
・残気量——1 000 ～ 1 500 ml

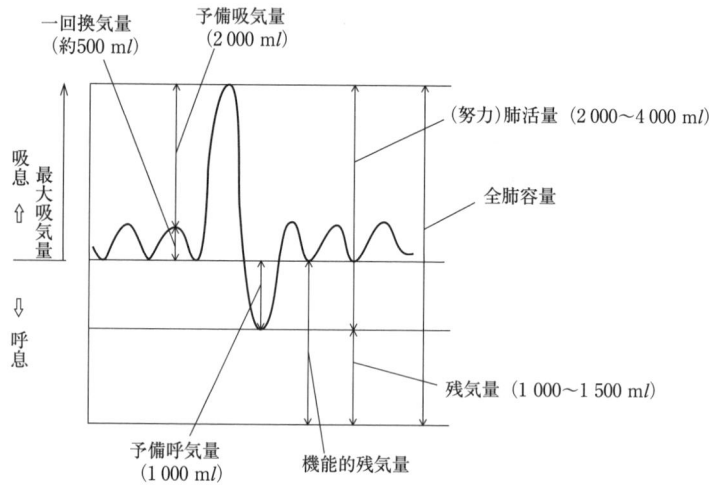

図 5-3　肺気量区分

換気量には表 5-1 のものがある．

表 5-1　換気量

分時換気量	1 分間の換気量．分時換気量＝一回換気量×分時呼吸数
最大換気量	最大努力時の 1 分間の換気量（約 80 ～ 120 l）
肺胞換気量	1 分間の肺胞換気量（一回換気量－解剖学的死腔）×分時呼吸数（約 4.2 l/ 分）
一回肺胞換気量	約 350 ～ 500 ml（一回換気量－解剖学的死腔）

(2) 死腔

吸入された空気の一部は気道内にとどまり，肺胞には達しない．このガス交換に参加しない空気の容積分を死腔(しくう)という．すなわち，実際にガス交換される一回肺胞換気量は，「一回換気量－解剖学的死腔」となる．解剖学的死腔と肺胞死腔を合わせたものを生理学的死腔といい，一回換気量の約30％である．したがって，一回換気量の約70％がガス交換に関与している．

表5-2 死腔

生理学的死腔	解剖学的死腔	肺胞以外の気道，すなわち口から終末最終気管支までの容積．肺胞での換気に関与しない換気量
	肺胞死腔	肺胞内で換気にかかわらない換気量

(3) 肺活量

肺活量の推定式として，次のボールドウィンの肺活量推定式が知られている．

男の肺活量（ml）＝［27.63 －（0.112 ×年齢）］×身長（cm）

女の肺活量（ml）＝［21.78 －（0.101 ×年齢）］×身長（cm）

努力肺活量のうち，最初の1秒間に呼出する量を1秒量という．1秒量の努力肺活量に対する割合（％）を1秒率という．推定肺活量に対する実測肺活量の割合（％）を％肺活量という．

1秒率＝1秒量／努力肺活量 × 100 （基準値は70％以上）

％肺活量＝実測肺活量／推定肺活量 × 100 （基準値は80％以上）

1秒率と％肺活量から，図5-4のように呼吸機能障害を分ける．

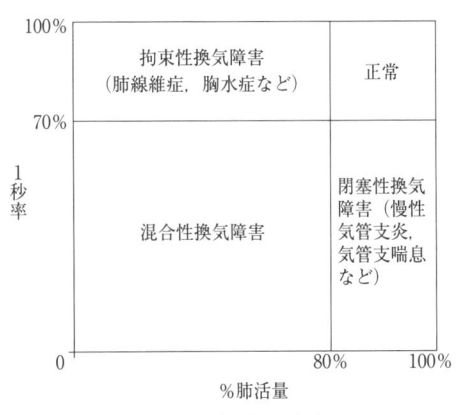

図5-4 呼吸機能障害

5.4 酸素解離曲線

血液中の酸素運搬は赤血球中にあるヘモグロビン（血色素：Hb）が行い，筋中ではミオグロビン（筋色素：Mb）が行う．

酸素解離曲線（図 5-5）は，Hb の酸素飽和度（何％の Hb が O_2 と結合しているか）と末梢の O_2 分圧（Po_2）の関係を示している．すなわち，運動時など末梢 O_2 分圧が低い場合，より多くの酸素が放出されることを示している．比較のために，大気および肺胞内，動脈血，静脈血のガス組成と分圧（全体圧を濃度に比例配分した圧）を示す（**表 5-3**）．

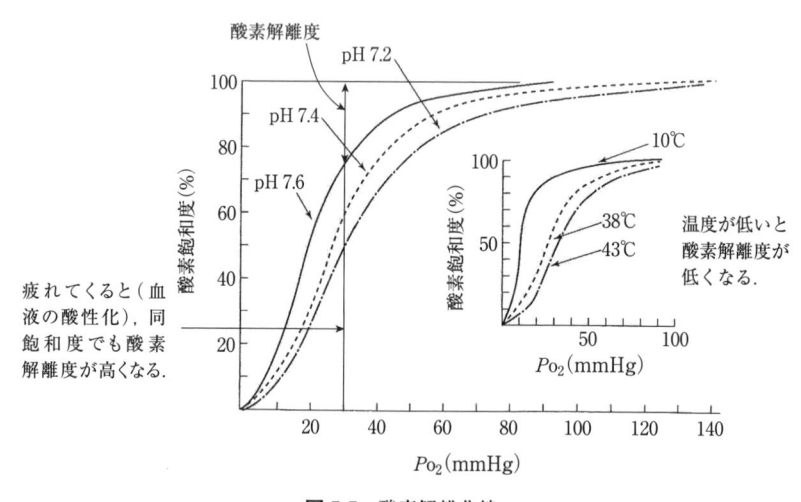

図 5-5 酸素解離曲線

表 5-3 大気，肺胞内，動脈血，静脈血のガス分圧

	窒素（N_2）		酸素（O_2）		二酸化炭素（CO_2）	
大気	79.04％	602 mmHg	20.93％	158 mmHg	0.03％*	0.2 mmHg
肺胞内	81.58％	620 mmHg	13.16％	100 mmHg	5.26％	40 mmHg
動脈血				95 mmHg		40 mmHg
静脈血				40 mmHg		46 mmHg

（注）＊ 0.03％ = 300 ppm．CO_2 増加により 2010 年 3 月 5 日現在 350 ppm．

5.5 呼吸調節と異常呼吸

　延髄の呼吸運動中枢からは，横隔神経が横隔膜へ，肋間神経が内外の肋間筋へ伸びている．

　呼吸の自動調節にかかわる化学受容器には，末梢（動脈）化学受容器と中枢化学受容器がある．

　化学受容器は，血液中の炭酸水素イオン（HCO_3^-）の濃度（血液の酸性度）を検出している（化学受容器が O_2 濃度を検出していないことに留意）．

　末梢化学受容器には頸動脈小体と大動脈体がある．中枢化学受容器は延髄にある．

　過呼吸により肺胞内が大気相当になると，酸欠状態になっても CO_2 濃度が肺胞内の CO_2 値付近に達しないかぎり無呼吸状態が続き失神する．過呼吸時は自分の呼出した CO_2 の多い呼気を吸うのがよい（過呼吸後の素潜りなどは死亡事故につながる危険がある）．

(1) 呼吸反射――ヘーリング・ブロイエル反射（肺迷走神経反射）

　吸息相で肺が伸展し，気管や気管支の伸張受容器から伸張情報が迷走神経を介して呼吸中枢にゆくと，吸息を抑制し，呼息を促進する．

(2) 正常呼吸と異常呼吸

　通常，成人の呼吸数（安静時）は 16 〜 20 回/分である．しかし，運動や精神

表5-4　異常呼吸

名称	症状	呼吸パターン
チェーン・ストークス呼吸	数秒〜10数秒の無呼吸後，血中 CO_2 の上昇により呼吸を再開し（最初小さく，ついで過呼吸となり，また小さくなる），また無呼吸を繰り返す．脳障害などによる呼吸中枢の機能低下が原因である．小児や高齢者の睡眠時にも見られる．	
ビオ呼吸	無呼吸から突然多呼吸となり，これを繰り返す．脳外傷，脳炎，脳腫瘍などで見られる．	
クスマオル呼吸	ため息のような呼吸深度の深いゆっくりとした呼吸が続く．腎不全や糖尿病など，代謝性アシドーシスなどで見られる．	

的緊張時には増加する.
　おもな異常呼吸には**表 5-4** に示す 3 種類がある.

植物性機能

第6章　消化吸収系

　口（口腔）から肛門までを消化管という．消化管内は体外であり，消化液を分泌して消化管内で消化を行う．これは体外消化である（体内消化とは細胞内消化のこと）．三大栄養素は，糖（炭水化物，含水炭素），蛋白質，脂肪（脂質の中の中性脂肪）であるが，その他，ビタミンやミネラル（無機質）も栄養として必須である．これらを効率よく，かつ安全に消化吸収することが消化吸収系の役割である．そのために，消化管内での解毒や異物排除（嘔吐と下痢），体内に吸収してからの肝臓での解毒と栄養素の運搬と残滓の排泄が消化吸収の機能である．

　この章では消化管を，
1. 口腔から食道まで　　2. 噴門から幽門まで　　3. 小腸
4. 大腸　　5. 排便反射と肛門括約筋

に分けて解説する．

　栄養素と消化酵素の対応関係，解毒と異物排除のメカニズムを理解してもらいたい．また，第9章「体温調節・エネルギー代謝系」および第15章「感覚系」と関連させ，食べることの生理的意味，食生活における嗅覚や味覚の意味と関連づけて理解してほしい．

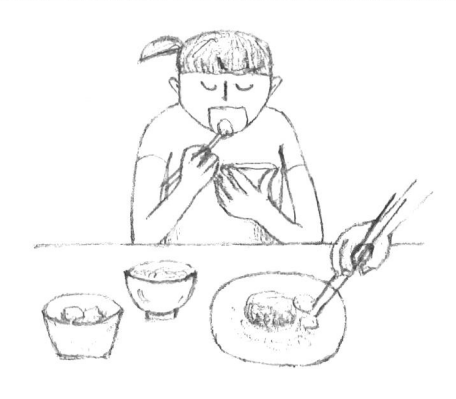

6.1 口腔,咽頭,食道

消化管は口腔から始まり,咽頭,食道をへて胃の噴門へと続く.

(1) 歯

歯は口腔内にあって,咀嚼以外にも,発音,摂食,顔貌の維持に必要な器官である.歯の本数は,乳歯20本(上下左右対称であり,片側では切歯2本,犬歯1本,臼歯2本),永久歯32本(乳歯に大臼歯3本が加わる)である.

健康な歯には天然の防壁がある.その防壁はエナメル質であり,いろいろな刺激を遮断する役割を果たしている.

虫歯(齲蝕)になると天然の防壁が破壊され,歯がしみたり,痛むようになってくる.これが初期の虫歯($C_1 \sim C_2$)で,この段階ならば,虫歯を削り取った後に人工の防壁で修復すればよい.人工の防壁にはコンポジットレジン(合成樹脂の詰め物),インレー(金属でつくった詰め物)などがある.

虫歯が初期の段階を通り越し重症化($C_3 \sim C_4$)すると,根の治療(根管治療,歯内療法という)が必要となる.

根管治療は,歯の神経のあった場所の神経を除去したうえで拡げて清掃し,薬で消毒し,最終的には薬剤やゴム系の材料でその場所を封鎖する治療で,これらの治療が完了した後に,失われた歯の形を回復する治療が始められる.

歯周病とは,歯のまわりの組織が歯周病菌におかされて,歯ぐきが腫れたり出血したりし,その結果,歯を支える顎の骨がやせ衰えて,最終的には歯が抜けてしまう病気である.歯周病菌は歯の表面に歯垢(プラーク)あるいは歯石とよばれる形態で付着している.

初期の基本治療としては,正しい歯ブラシの仕方の練習や,専門家(歯科医師,歯科衛生士)による掃除(歯石除去,スケーリング)がある.それでも病状の進行が止まらない場合は,歯周外科治療(フラップ手術など)や歯周組織再生療法(GTR法など)を行う.

歯周病は,初期段階で自覚症状がほとんどなく気づかないうちに進行して手遅れになることがあるので,早めの対策,治療が大切である.

コラム

乳歯，永久歯，第三大臼歯 ／ 哺乳類は１回だけ歯が置換するので置換したものを永久歯という．したがって，大臼歯は本来，乳歯である．第三大臼歯（智歯）は小進化的に萌出が遅くなっており（そのため「知恵歯」とか「親知らず」といわれる），数世代先には萌出しなくなると考えられている（「本人知らず」となる）．また，顎も小進化的に縮小しており，歯の生えるスペースが狭まってきている．それに対して歯の大きさは小さくなっていないため，歯を配列できる顎の骨の長さと配列しなければならない歯の幅の総和との不均衡が生じ，乱杭歯（叢生）となる状況になっている．歯ぐきや顎の骨の中に埋まっている第三大臼歯（埋伏智歯という）が第二大臼歯を横から押すと歯並びを乱したり，痛みをおこすことがある．痛みやうずきなどの不快な症状があり，噛み合わせに参加していない第三大臼歯は，できれば抜いたほうがよい．

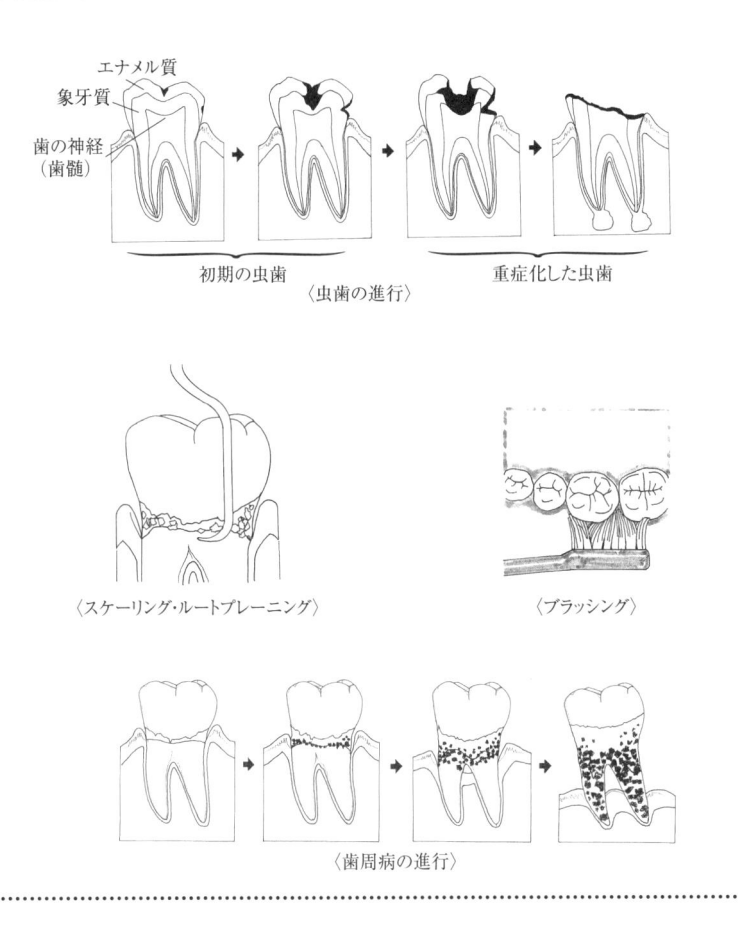

エナメル質
象牙質
歯の神経
（歯髄）

初期の虫歯　　　　　重症化した虫歯
〈虫歯の進行〉

〈スケーリング・ルートプレーニング〉　　〈ブラッシング〉

〈歯周病の進行〉

(2) 咀嚼

食物を口に取り入れてから嚥下(えんげ)するまでの間に行われる一連の過程を咀嚼(そしゃく)とよぶ。その中には食物の粉砕，唾液(だえき)分泌，食塊の形成などを含むが，通常は食物の粉砕過程（かみくだき）を意味することが多い．

唾液は唾液腺（耳下腺，顎下(がっか)腺，舌下腺）から分泌され，分泌量は 1〜1.5l/日である．唾液にはアミラーゼ（プチアリン）という消化酵素(こうそ)が含まれており，これがデンプンを麦芽糖（マルトース）に分解する．

(3) 嚥下

咀嚼運動により口腔内で形成された食塊が，咽頭(いんとう)および食道をへて胃の入り口である噴門にいたるまでの過程を嚥下といい，次の3相がある．

・口腔相（第1相）——食塊が口腔から咽頭に運ばれる過程で，随意的に行われる．

・咽頭相（第2相）——食塊が咽頭から食道へ運ばれる過程で，反射的に行われる．

・食道相（第3相）——食塊が食道を通り胃の噴門に達するまでの過程で，反射的に食道の蠕動(ぜんどう)運動によって運ばれる．

(4) 嘔吐

胃内で毒素などを検出したとき，胃の内容物を反射的に急激に吐き出す運動を嘔吐(おうと)という．嘔吐は，胃内の毒素や腐敗物を排出する防御反射である．これは，迷走神経の求心性線維が嘔吐中枢である延髄に指令を送り，噴門を緩め（そのため胃液が食道に上がって胸が焼けるような感覚となる），胃を律動的に収縮させ（胃痛がおきる），同時に腹筋も収縮させ，タイミングを合わせて一気に異物を食道に押し出し，これに合わせて食道は逆蠕動をおこして一気に異物を吐き出すことによる．

この反射は，舌根や軟口蓋，咽頭への機械的刺激でもおこり，船や車などの乗り物酔い，妊娠や脳疾患でもおこる．嘔吐により水分や酸性電解質が失われるので，嘔吐後は水分や酸性物質の補給に注意する．

6.2 噴門,胃,幽門

胃は噴門,胃体,幽門からなり,十二指腸へと続く.

胃は蠕動運動（毎分3～4回）により食塊を胃液と混和し,液状の糜粥にする.

胃液は噴門腺,幽門腺,胃底腺から分泌されるが,その多くは胃底腺からの分泌物である.胃液は1日に1～1.5 l 分泌され,pH約1の酸性で,おもな成分はペプシン,塩酸,レンニン,粘液である.

胃液分泌は次のように調節されている.

・神経性調節——迷走神経による消化酵素に富む胃液分泌の促進.交感神経による分泌の抑制.
・液性調節——ガストリンによる胃液分泌の促進,エンテロガストロンによる胃液分泌の抑制（**表 6-3**）.

表 6-1　胃液成分

胃液	ペプシン	蛋白質をポリペプチドに分解する消化酵素
	塩酸	殺菌作用
	レンニン	乳蛋白質（カゼイン）の凝固
	粘液	胃粘膜の保護

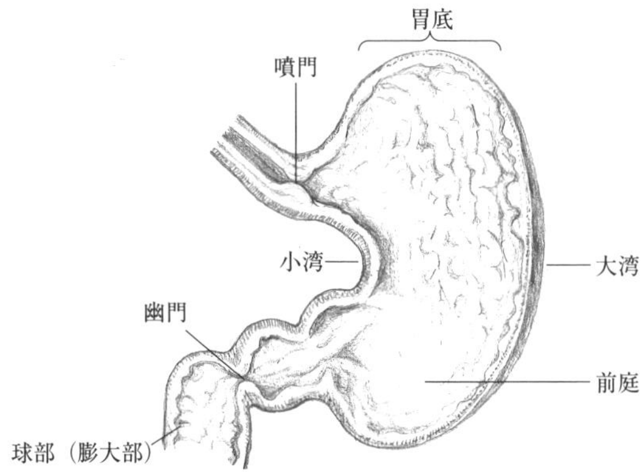

図 6-1　胃

第6章　消化吸収系

6.3 小腸（十二指腸，空腸，回腸，膵臓，肝臓）

　小腸は十二指腸から始まり，空腸，回腸をへて大腸につながる．幽門から十二指腸に出たすぐのところは食塊により膨らみやすく，球部あるいは膨大部とよばれる．十二指腸には，膵臓（すいぞう）や胆嚢（たんのう）からの排出管が開いており，消化酵素を排出している．十二指腸は栄養素の吸収場所でもあり，門脈系により肝臓をへて栄養素を全身に送っている．肝臓は，三大栄養素（糖，蛋白質，脂質）の代謝（たいしゃ），解毒（げどく），壊血（かいけつ）（血球の破壊），血液貯蔵，フィブリノーゲンやプロトロンビンの生成，尿素の生成，胆汁生成の場でもある．

(1) 膵液

　膵液は，膵臓でつくられ十二指腸に分泌される弱アルカリ性の消化液であり，三大栄養素のすべてを分解する酵素を含む．

　膵液および腸液（小腸から分泌される消化液）により，すべての栄養素が分解される．**表 6-2** に，唾液，胃液，膵液，腸液のおもな消化酵素と作用を示す．

　膵液分泌の調節は次のように行われている．
・神経性調節──迷走神経刺激による分泌促進と交感神経による分泌の抑制．
・液性調節──セクレチンおよびパンクレオチミンによる分泌促進（**表 6-3**）．

表 6-2　膵液中のおもな消化酵素と作用

消化液	酵素名	消化する基質	分解産物	至適 pH
唾液	プチアリン（αアミラーゼ）	デンプン	デキストリン，麦芽糖	6.7
胃液	ペプシン	蛋白質	ペプトン（ポリペプチド）	1.6〜2.4
	レンニン	乳中カゼイン	パラカゼイン	4.0
膵液	トリプシン	ポリペプチド	オリゴペプチド	8.0
	キモトリプシン	ポリペプチド	オリゴペプチド	8.0
	カルボキシペプチターゼ	ポリペプチド	C端からアミノ酸を分離	8.0
	膵液アミラーゼ（αアミラーゼ）	デンプン	麦芽糖	6.7〜7.0
	膵液リパーゼ	中性脂肪	脂肪酸，グリセリン	8.0
腸液	エンテロキナーゼ	トリプシノゲン	トリプシン	8.0
	アミノペプチターゼ	オリゴペプチドジペプチド	N端からアミノ酸を分離	
	ジペプチターゼ	ジペプチド	アミノ酸	
	マルターゼ	麦芽糖	グルコース（ブドウ糖）	5.0〜7.0
	ラクターゼ	乳糖	グルコース，ガラクトース	5.8〜6.2
	スクラーゼ	ショ糖	グルコース，フルクトース（果糖）	5.0〜7.0

表 6-3 に消化管ホルモンを示す．

表 6-3 消化管ホルモン

ホルモン名	分泌場所	作用	分泌をおこす刺激
ガストリン	幽門部粘膜	胃液とくに塩酸の分泌を促進	胃粘膜の伸展と機械的刺激，胃内の蛋白質とポリペプチド
エンテロガストロン（GIP：胃抑制ペプチド）	上部小腸粘膜	胃液分泌と胃運動の両方を抑制，インスリン分泌促進	小腸内の脂肪，糖質，酸
セクレチン	上部小腸粘膜	膵液の分泌を促進	小腸内のポリペプチド，酸
コレシストキニン・パンクレオチミン（CCK–PZ）	上部小腸粘膜	膵液の分泌を促進，胆嚢の収縮	小腸内の蛋白質などの分解産物，脂肪

(2) 肝臓

栄養素やビタミンなどの物質は，門脈をへて肝臓に入り，必要な場合は解毒され，大部分は肝細胞に取り込まれ，それぞれの物質の代謝を行う．

肝臓での代謝と貯蔵の機能を**表 6-4**に示す．

表 6-4 肝臓機能

糖代謝	グリコーゲンの分解と合成
蛋白質代謝	血漿蛋白や血液凝固因子を生成する．不要のアミノ酸は尿素に変えて腎臓から排泄する．
脂肪代謝	脂質は中性脂肪（トリグリセリド）の形で貯蔵されている．また，コレステロールやケトン体の生成を行っている．
貯蔵作用	鉄やビタミン B_{12}，ビタミン K を蓄えている．
解毒作用	種々の酵素作用により有害物質を分解したり，グルクロン酸抱合などにより無毒化して胆汁中に排泄する．
赤血球代謝	胎生期には造血作用があるが，生後は老化した赤血球を破壊して胆汁色素に変える．
胆汁生成	肝臓内の血液から胆汁を生成し，胆管をへて十二指腸に排泄する．

(3) 胆汁

胆汁(たんじゅう)は肝臓でつくられ，胆嚢で貯蔵，濃縮され，CCK–PZ の作用により活性化され，十二指腸内へ分泌される．消化酵素は含まれないが，胆汁酸は脂肪を乳化させ，膵液リパーゼの作用を助ける働きがある．胆汁色素は肝臓で破壊された赤血球の代謝産物であり，これも一種の排泄物である．便の黄褐色は胆汁色素によるものである（**図 4-2**参照）．

(4) 小腸の運動と吸収経路

小腸の運動には，蠕動運動，分節運動，振子運動の3種類がある．

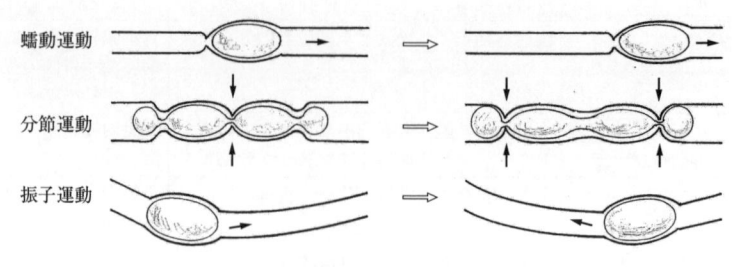

図 6-2 小腸の運動

小腸での吸収経路は以下のようである．
すなわち，小腸上皮の表面（刷子縁）には消化酵素が多数存在し，ここで最終的な消化がなされ，消化物はただちに吸収される．刷子縁には腸内にいる細菌が侵入できないため，ここでの消化物は細菌に横どりされず体内に吸収できる．
刷子縁にある消化酵素には**表 6-5**のようなものがある．

表 6-5　刷子縁の消化酵素と働き

	酵素名	最終的な消化産物	吸収経路
糖質分解酵素	ラクターゼ，マルターゼ，スクラーゼ	単糖類	小腸上皮から毛細血管
蛋白質分解酵素	エレプシン	アミノ酸	小腸上皮から毛細血管
脂質分解酵素	腸リパーゼ	脂肪酸とグリセリン	リンパ管

最終的な消化産物のうちアミノ酸と単糖類は，小腸上皮から毛細血管に運ばれる．脂肪酸とグリセリンはリンパ管に運ばれる．
糖質は単糖類に分解されて小腸で吸収された後，門脈をへて肝臓に集められ肝細胞内へ入る．蛋白質はアミノ酸に分解された後，小腸から吸収され，門脈をへて肝臓に入る．脂質は脂肪酸とグリセリンに分解されて小腸から吸収され，腸管壁粘膜細胞内で再びトリグリセリドに合成され，キロミクロンとなり，小腸リンパ管，胸管をへて血中に入る．この経路を門脈系という．
こうして体内に吸収された栄養素は，そのままの形で消費されたり，別の物質に合成されたりする．

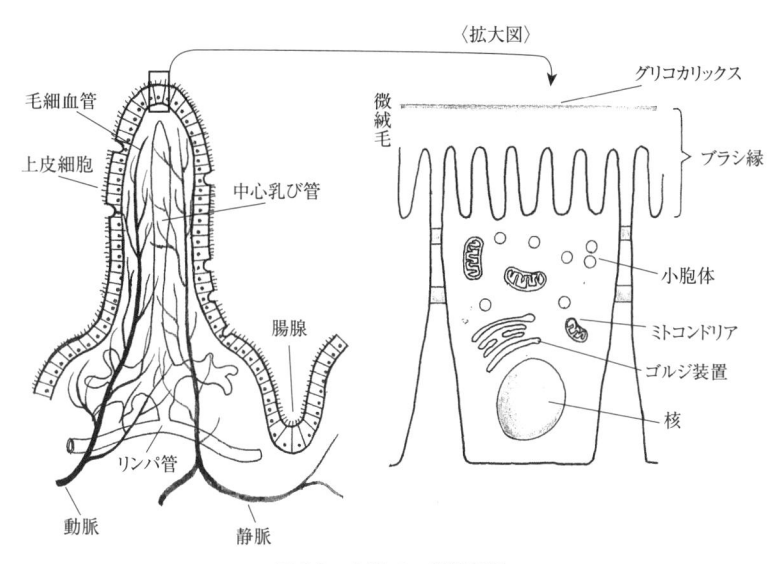

図 6-3　小腸での吸収経路

6.4 大腸

　大腸は，盲腸，虫垂，上行結腸，湾曲部，横行結腸，湾曲部，下行結腸，S状結腸，直腸に分けられ，肛門につながる．大腸を結腸ともいう．

　大腸では消化や栄養素の吸収は行われないが，水と電解質（Na^+，Cl^-）の吸収が行われる．水の吸収によって腸の内容物は流動性を失い，便が形成される．

　大腸に見られる運動は，分節運動と蠕動運動である．

　胃に食物が入ると，横行結腸からS状結腸にかけて大蠕動が誘発される（胃─大腸反射）．また，口唇や肛門からの粘膜反射により蠕動が促進され，排便反射へとつながる（粘膜反射）．

　盲腸部には腸内細菌（大腸菌）が棲み，未消化の繊維質などを消化し，水と二酸化炭素を排出している．

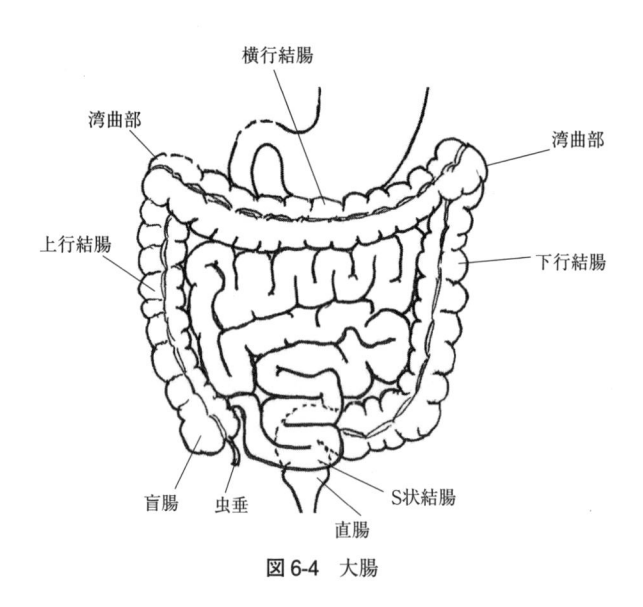

図6-4　大腸

6.5 排便反射，肛門

S状結腸に便がくると蠕動運動が亢進して，直腸に便を送る．直腸内壁が伸展すると，排便反射が誘発される．すなわち，直腸内壁の感覚受容器から骨盤神経（副交感神経）を介して仙髄（S2–S4），および上位の延髄の排便中枢に情報がゆき，同時に大脳にも情報がゆき便意を感ずる．延髄の排便中枢は通常，大脳により抑制されているが，排便時は大脳からの抑制がはずれ，内肛門括約筋と外肛門括約筋を緩め，腹圧を上昇させて排便する．これが排便反射である．

内肛門括約筋は下腹神経（交感神経）により不随意的に調節されているが，外肛門括約筋は随意筋である．

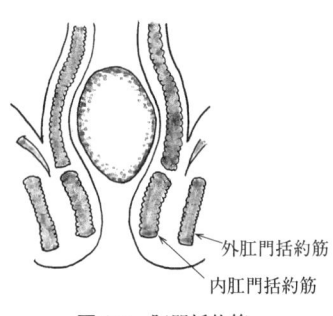

図 6-5　肛門括約筋

便秘と下痢 ／ 下行結腸で，便が過度に脱水するなどして下降しなくなると，宿便となる（下行結腸性便秘）．またS状結腸に便がたまったときに排便をがまんすると，便意を感じなくなるなど習慣性の便秘となる（S状結腸性便秘）．これは女性に多い．便意をがまんしないことが重要である．横行結腸性便秘は少ない．下痢は一種の異物排除であり，大腸での水分吸収が抑えられ蠕動運動が盛んになって下痢として異物を排除する．食中毒などで下痢となった際，止瀉剤などで止めると毒素を排除できなくなるので危険である．下痢の後は，十分に水分補給する必要がある．

植物性機能

第7章　泌尿排泄系

　排泄とは外分泌である．肺からの CO_2 排出，皮膚からの発汗，脱垢，唾液や涙の分泌も外分泌であるが，血中の不要物質や有毒な窒素を排泄（外分泌）する機構が泌尿排泄系である．
　この章では，
　1. 腎における尿生成とその調節
　2. 排尿のメカニズム
を解説する．
　腎の構造と各部位における尿生成のしくみ，利尿，抗利尿ホルモンの作用，排尿のしくみを理解してほしい．腎の機能評価項目についてはやや専門的なので，まずは糸球体濾過量（GFR）を理解し，ついで，他項目を必要に応じて理解してゆけばよい．

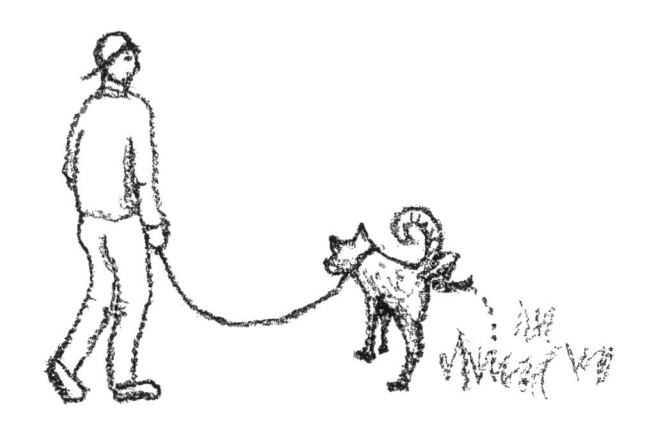

7.1 腎と排泄系

腎（じん）は100～120gのソラマメの形をした対性（ついせい）器官であり，尿を生成し体外へ排出する（尿の移動経路：腎→尿管→膀胱（ぼうこう）→尿道→体外）．腎臓の機能単位はネフロン（nephron）という．ネフロンは，腎小体（糸球体とボウマン嚢（のう））と尿細管（近位尿細管，ヘンレのワナ（係蹄（けいてい）），遠位尿細管）からなる．ネフロンは腎1個につき100～200万個ある．

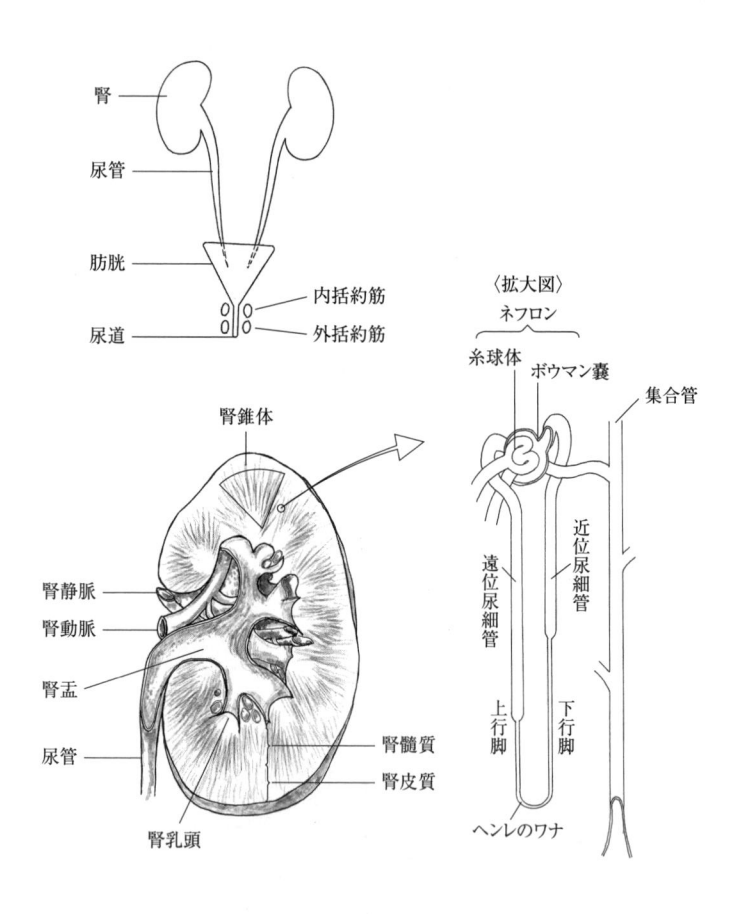

図7-1　腎小体の図

7.2 尿生成と尿の排出

尿は，図7-2のように3段階をへて生成される．

ボウマン嚢における原尿生成	ボウマン嚢内の糸球体毛細血管で血球と蛋白質以外の血漿成分のほとんどが濾し出され，ボウマン嚢内腔に出て原尿となる．1分間に糸球体で濾過される原尿量を糸球体濾過量（GFR）という．
近位尿細管における再吸収	近位尿細管は輸出細動脈と接しており，ここで生体に必要な物質（ブドウ糖，アミノ酸，水（10%），Na^+，K^+，Cl^-，HCO_3^- など）を再吸収する．
遠位尿細管や集合管における再吸収と分泌	遠位尿細管や集合管では調整的な再吸収と，不要な物質（NH_3，K^+，H^+ など）の分泌があり，最終的に尿が生成される．

図7-2 尿の生成

腎に出入りする血液の流れは次のようである．

腹大動脈→腎動脈→葉間動脈→〈ここから腎内〉弓状動脈→小葉間動脈→多数の輸入細動脈（輸入管）→〈ここからボウマン嚢内〉毛細血管球（毛細血管網あるいは糸球体ともいう）→〈ボウマン嚢を出る〉輸出細動脈→小葉間動脈→弓状静脈→〈腎を出る〉葉間静脈→腎静脈→下大静脈

尿は次の経路で排出される．

ボウマン嚢→近位尿細管→下行脚→〈腎髄質〉ヘンレのワナ→〈腎皮質〉上行脚→遠位尿細管→集合管→腎錐体→腎乳頭→腎杯→〈腎を出る〉腎盂→尿管→膀胱→尿道→体外

表7-1 尿の特性

1日の尿量	$1 \sim 1.5\,l$
pH	5〜7 or 8で，肉食では酸性，菜食ではアルカリ性に傾く
比重	$1.010 \sim 1.025$
色	ウロクローム，ウロビリノーゲン，ウロビリンによる淡黄色

7.3 尿生成の調節

　腎内の血管は交感神経の支配を受けており，強い緊張状態になると，輸入・輸出動脈が収縮して尿生成量が減少するが，尿の生成は基本的にはホルモンの調節を受けている．

　血液の水分が減少し（血液が濃くなり）浸透圧が高くなると，脳下垂体後葉から抗利尿ホルモン（ADH：anti-diuretic hormone）が分泌され，集合管の水チャネルを増やして水の再吸収量を増やし，血液を薄め，尿量が減る．

　抗利尿ホルモン（ADH）分泌を促進する物質にはニコチンやアンジオテンシンⅡがあり，寒冷やアルコールは逆に抗利尿ホルモンの分泌を抑え（利尿作用）尿量を増加させる．

　血液中のNa$^+$が減少すると，遠位尿細管起始部にある緻密斑（輸入・輸出細動脈に接している細胞群であり，Na$^+$濃度の化学受容器）から輸入細動脈の傍糸球体細胞に情報が伝わり，傍糸球体細胞がレニンを輸入細動脈に分泌する．レニンは肝臓でつくられるアンジオテンシノーゲンをアンジオテンシンに変え，アンジオテンシンは細動脈を収縮させ血圧を上昇させるとともに，副腎皮質からアルドステロンを分泌させる．アルドステロンは遠位尿細管と集合管からのNa$^+$再吸収を促進する．これをレニン―アンジオテンシン―アルドステロン系という．また，心房の筋から心房性Na利尿ペプチドが分泌されると，レニン，アルドステロン，抗利尿ホルモンの分泌が抑制され，その結果，Na$^+$の排泄と尿量が増加する．腎髄質でつくられるプロスタグランジンは，腎血流量を増加させ尿量を増やす．

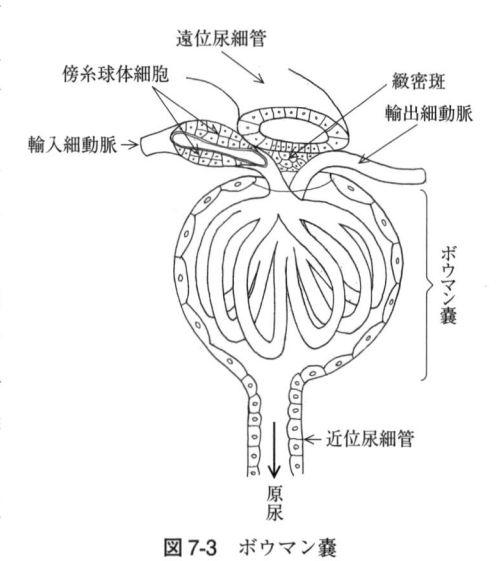

図7-3　ボウマン嚢

7.4 腎機能評価項目——クリアランス(血漿浄化値)，糸球体濾過量，腎血漿流量，濾過率，腎血流量

(1) クリアランス(血漿浄化値)
血漿中のある物質が1分間で何 ml 清掃されて排泄されているかを，その物質のクリアランスという(排泄された量(mg)ではなく，それを含む何 ml の血漿が清掃されたかを意味している).

$$\text{クリアランス（ml/分）} = \text{その物質の1分間の尿中排泄量（mg/分）}/\text{その物質の血漿濃度（mg/ml）}$$

$$= [\text{その物質の尿中濃度（mg/ml）}) \times (1\text{分間の尿量（ml/分）})]/\text{その物質の血漿濃度（mg/ml）}$$

イヌリンやクレアチニン(体内の窒素代謝産物)は再吸収されない物質である．これらを用いて糸球体濾過量(GFR)を求めることができる．再吸収や分泌されないこれらの物質については，クリアランスと糸球体濾過量は等しい($GFR = C_{in} = C_{cr}$).

(2) 糸球体濾過量(GFR)
糸球体で1分間に何 ml 濾過されているかを，その物質の糸球体濾過量という．糸球体濾過量は体表面積に関係するので，次式で計算される．

$$\text{糸球体濾過量} = [\text{イヌリン・クリアランス} \times 1.48 \, (\text{m}^2, \text{日本人の平均体表面積})]/\text{体表面積} \, (\text{m}^2)$$

1日の糸球体濾過量は約 150～180 l になるが，99％以上の水が再吸収され，1日約 1.5 l の尿となる．

(3) 腎血漿流量(RPF)，濾過率(FF)，腎血流量(RBF)
腎血漿流量は，ダイオドラスト(3,5-diiodo-4-pyridone-N-acetic acid, diodrast)やパラアミノ馬尿酸(para-amino-hippuric acid)のクリアランスを用いて算出することができる．

濾過率，腎血流量などは，次式から求めることができる．

濾過率(FF) = GFR/RPF

腎血流量(RBF) = BRF /(1 − ヘマトクリット値)

7.5 排尿のしくみ

(1) 蓄尿期
蓄尿期は図7-4に示す3期に分けられる．
・蓄尿Ⅰ期（100〜150 mlまで）——膀胱内圧が尿量に比例して高まる．
・蓄尿Ⅱ期（200〜400 mlまで）——下腹神経により膀胱平滑筋が弛緩し，膀胱内圧はあまり高まらない．これを蓄尿反射という．
・蓄尿Ⅲ期（400 ml以上）——膀胱が伸びきった状態であり，急速に膀胱内圧は上昇し痛みを生ずる．

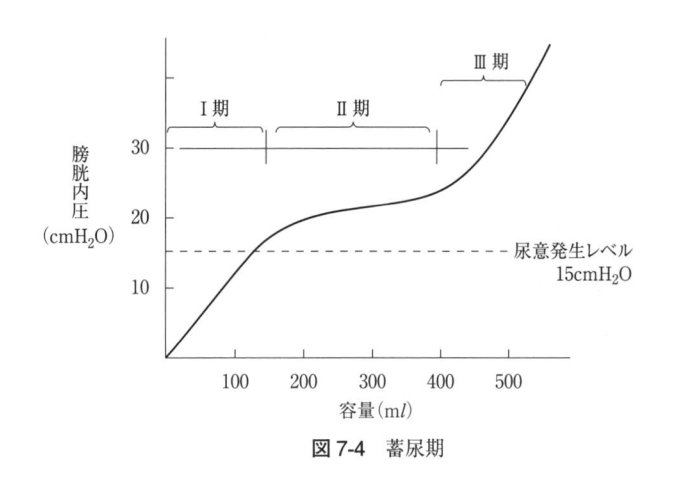

図7-4　蓄尿期

(2) 排尿反射
　尿は，膀胱平滑筋の収縮と内外括約筋（膀胱括約筋，尿道括約筋）の弛緩により排出される．排尿反射の中枢は仙髄にあり，絶えず前頭葉からの抑制を受けている．随意的に排尿するときはこの抑制をとる．
　平滑筋でできた尿管は腎盂のペースメーカーにより1〜5回/分のペースで蠕動運動し，腎盂に集められた尿は2〜3 cm/秒の速さで尿管（約25 cm）を通り（約10秒）膀胱へいく．膀胱は500〜600 mlの平滑筋3層（内外の縦走筋，輪走筋：排尿筋あるいは利尿筋）からなる袋で，尿管は膀胱三角の角に開口する．

膀胱からの尿排出は，排尿筋を収縮し，膀胱の出口を閉めている括約筋（膀胱括約筋（内括約筋：平滑筋），尿道括約筋（外括約筋，横紋筋））を緩めて行われる．

排尿の神経支配（遠心性）を**表7-2**と**図7-5**に，尿意の神経支配（求心性）を**表7-3**にまとめる．

表7-2　排尿の神経支配（遠心性）

排尿	骨盤神経（S2-S4：副交感神経）	排尿筋の収縮，膀胱括約筋の弛緩
抑制	下腹神経（Th12-L2：交感神経）	排尿筋の弛緩（β作用），膀胱括約筋の収縮（α作用）
抑制	陰部神経（S3-S4：体性神経）	尿道括約筋（横紋筋）の収縮（随意的に排尿をがまん）

図7-5　排尿の神経支配

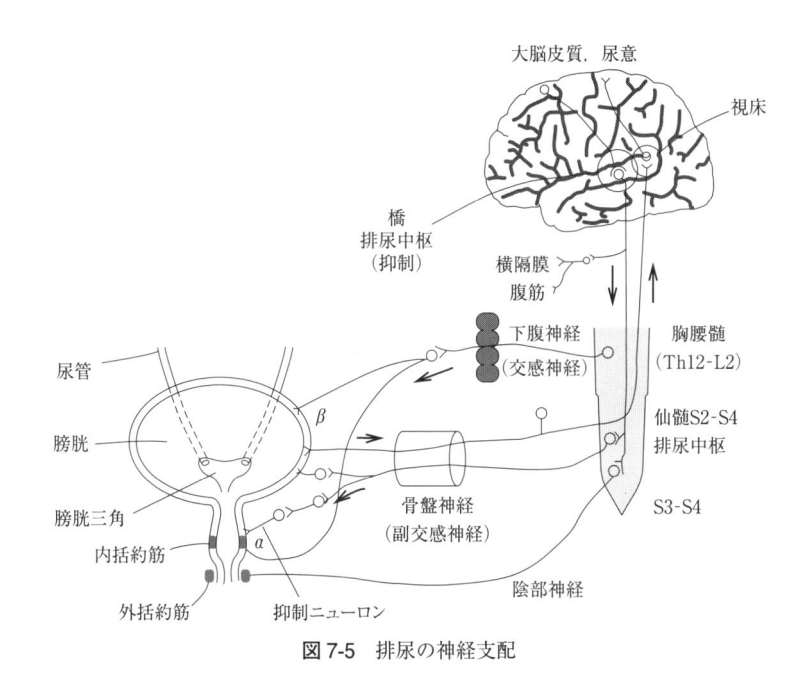

表7-3　尿意の神経支配（求心性）

膀胱の伸展，収縮の状況	骨盤神経（S2-S4：副交感神経）	脊髄→視床→大脳新皮質〈尿意〉
膀胱の触覚，温覚	下腹神経（Th12-L2：交感神経）	

第7章　泌尿排泄系　71

(3) 排尿障害

排尿障害は，腎機能の低下（腎不全）や尿毒症をひきおこすことがある．

表7-4 排尿障害から生ずる尿毒症と腎不全

尿毒症の症状	［高 N，高 K，高 P，低 Na，低 Ca］血症，電解質異常，代謝性アシドーシス，浮腫，蛋白尿，尿量異常，うっ血性心不全，水分貯留性高血圧，エリスロポリエチン減少による腎性貧血，性欲減退，月経不順
腎不全の原因	糸球体腎炎，ネフローゼ症候群*，糖尿病性腎症
腎不全の治療	食事療法（慢性腎炎で高蛋白食にすると Ca が腎に沈着するので，低蛋白高カロリー食をする）と運動療法

（注） * ネフローゼ症候群とは，蛋白尿（尿蛋白 3.5g/ 日以上），低蛋白血症（血清総蛋白 6.0g/dl 以下），高脂血症（血清総コレステロール 250mg/dl 以上），浮腫などをともなう症候群である．

植物性機能

第8章　免疫系

　消化管における嘔吐や下痢，また呼吸気道や皮膚でも異物を排除している．しかし，これらは体外における異物排除である（消化管内は体外である）．免疫は体内における異物に対する防御反応である．

　異物とは自己以外のものであり，免疫は自己と非自己を生物学的に分けるメカニズムである．

　免疫には細胞性免疫と体液性免疫がある．細胞性免疫は白血球（すなわち細胞）が直接関与する免疫であり，体液性免疫は血漿中に存在する抗体（免疫グロブリンという蛋白質）による免疫である．

　この章では，
1. 細胞性免疫のメカニズム，すなわち，細胞性免疫にかかわる白血球の種類と役割
2. 体液性免疫の実態である抗原抗体反応
3. アレルギー

について解説する．

　細胞性免疫と体液性免疫のメカニズムをよく理解してほしい．

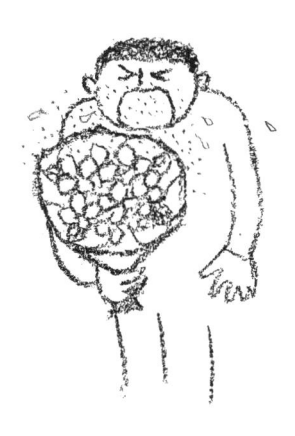

8.1 細胞性免疫

　免疫(めんえき)は，古典的定義では，はしかや流行性耳下腺炎（おたふくかぜ）など一度罹患(りかん)した病気に二度と罹患しなくなる現象（二度なし現象）であるが，現在の定義では，生体が自己と非自己を識別し，非自己を排除する現象である．ここでいう自己とは自分自身の細胞や組織であり，非自己とは自己以外のすべてのもの（抗原となる異種蛋白質）である．
　細胞が直接抗原を攻撃する免疫を細胞性免疫といい，白血球（なかでもリンパ球と単球）が直接に関与している．一方，Bリンパ球が抗体をつくり出す抗原抗体反応が体液性免疫である．他人の臓器を移植したときに生じる異種蛋白質に対する拒絶反応も抗原抗体反応である．

表8-1　白血球の分類から見た細胞性免疫と体液性免疫

白血球	顆粒性白血球	好酸球，好中球，好塩基球		細胞性免疫
	無顆粒性白血球	単球	大食細胞（マクロファージ）	
		リンパ球	Tリンパ球	
			Bリンパ球（抗体産生）	体液性免疫

　リンパ球にはT細胞（Tリンパ球）とB細胞（Bリンパ球）がある．どちらも骨髄でつくられ，T細胞はいったん胸腺を通過するが，B細胞は胸腺を通らず，脾臓(ひぞう)やリンパ節に存在して血中にも現れる．リンパ球同士の情報交換はホルモンで行っている．このホルモンは，サイトカインまたはインターロイキンなどとよばれる．
　Tリンパ球は，B細胞を活性化あるいは抑制する役割をもつ．活性化するT細胞をヘルパーT細胞，抑制するT細胞をサプレッサーT細胞という．
　癌細胞などを直接破壊するT細胞をキラーT細胞という．キラーT細胞が自分自身の細胞を破壊することもあり，これが蕁麻疹など皮膚接触炎(じんましん)（かぶれ）の原因となる．
　Bリンパ球はヘルパーT細胞によって活性化されると，形質細胞（抗体産生細胞）に変身し，抗体（免疫グロブリン）を産生する．

8.2 体液性免疫（抗原抗体反応）

抗原抗体反応とは，体内に侵入した抗原に対し，これと特異的に結合する抗体が形成され，両者が結合して抗原の働きが失われる反応をいう．血液型の判定で用いられる血球凝集反応も，抗原抗体反応の一例である．

(1) 抗原と抗体

免疫反応をひきおこすものを抗原（すなわち非自己）という．体内に本来存在するもの以外のほとんどすべての物質が抗原となりうる．抗原の種類は1億種以上ある．体内に入ってきた抗原に対し特異的に働く蛋白質（免疫グロブリン：Ig）を抗体という．

(2) 抗体の構造と働き

抗体（Ig）は，長いポリペプチド鎖であるH鎖2本と，短いポリペプチド鎖であるL鎖2本からできており，Y字形をしていて，抗原にY字形の開いた部分で結合し，抗原抗体反応をおこす．それぞれの抗体は，特定の抗原とだけ特異

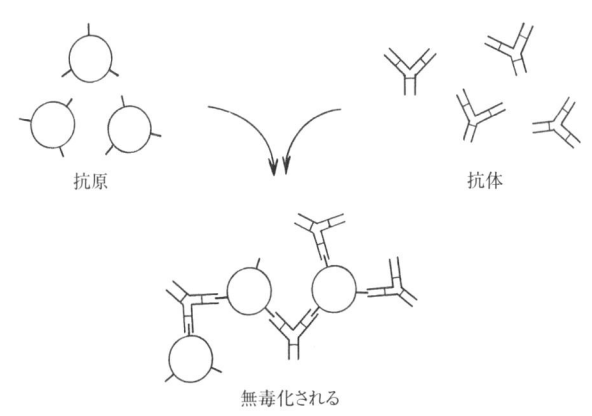

図 8-1 抗体の形

コラム

初乳／分娩後数日間の乳汁は抗体を多量に含んでいるため，乳白色ではなく濁った半透明の液体である．これをとくに初乳という．新生児は最初のひと月間は蛋白質分解酵素が出ず，この抗体をそのまま吸収し，血液中に入れることができるため，母親の免疫力がそのまま子供に伝えられる．初乳を飲ませることは母親の免疫力を直接伝えることになる．

的に結合し，他の抗原とは結合しない（抗体の特異性）．これは，抗体の結合部位のアミノ酸配列が異なり，そのため立体構造が抗体ごとに異なるためである．

(3) 体液性免疫のしくみ

（番号は右図と対応している）

| ① 抗原が侵入すると，リンパ節などに存在するアメーバ状のマクロファージ（大食細胞）が異物として認識し，細胞内に取り込んで分解する．マクロファージは細菌だけでなく，ウイルスや細胞も捕食する（貪食作用）． |

↓

| ② 分解された抗原の情報（抗原の断片）をマクロファージがヘルパーT細胞に伝える（抗原提示）． |

↓   ↓

| ③-1 情報を受け取ったヘルパーT細胞は活性化し，活性因子（サイトカインあるいはインターロイキンという）を放出し，マクロファージからの抗原情報をB細胞に伝えるとともに，B細胞の分化，増殖を促進する． | ③-2 ヘルパーT細胞は抗原情報を別のT細胞（キラーT細胞）に伝え，活性化させる．キラーT細胞は，表面に抗原をもつ標的細胞（他個体から移植された細胞や癌細胞，ウイルスに感染された細胞など）を直接攻撃し，アポトーシス（細胞死）をおこさせ死滅させる．これは細胞性免疫である． |

↓

| ④ 抗原の情報を受け取ったB細胞は活性化し，分裂して増え，形質細胞(抗体産生細胞)に分化し，一部は，その抗原に対する抗体の情報を記憶する記憶細胞（寿命が長く，体内を循環する）に分化する（感染記憶）． |

↓

| ⑤ 形質細胞は，その抗原に対応した抗体を産生し，血液中に分泌する．抗体は免疫グロブリンであり，IgA，IgG，IgMなどがある．これにより抗原抗体反応がおきる．抗原が多量の場合が拒絶反応，少量では遅延アレルギー反応となる． |

| ⑥ 抗原抗体反応により抗体と結合した抗原は，マクロファージの食作用などによって除去される． |

図 8-2

抗原

①

マクロファージ
（貪食作用）

感染

②抗原提示

③-2

活性因子（抗体産生促進）

③-1

キラーT細胞

B細胞

ヘルパー
T細胞

サプレッサー
T細胞

細胞破壊
（アポトーシス）

④増殖

形質細胞

⑤

抗体

⑥

マクロファージ

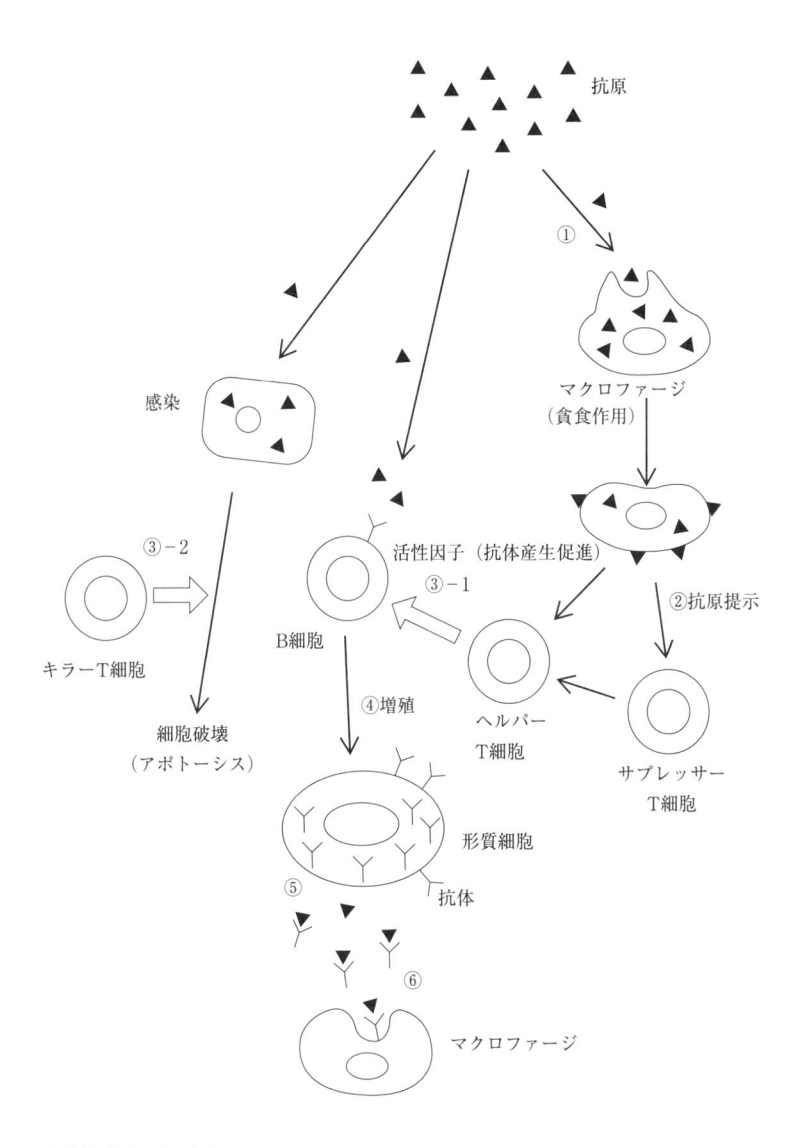

体液性免疫のしくみ

第8章 免疫系　　77

(4) アレルギー

免疫の過剰反応，すなわちある抗原に対し過剰で有害な反応をおこすことをアレルギーという．

花粉症を例にとると，花粉自体はたいした害を与えないが，この花粉に過剰反応を示し鼻汁やくしゃみなどをひきおこすのがアレルギーで，次の過程でおきる．

結合組織に多在する肥満細胞（マスト細胞）に抗体がつくと，肥満細胞がヒスタミンを放出する．

↓

ヒスタミンが神経を刺激し，痒みやくしゃみが出て，毛細血管壁の透過性増大をおこし鼻水が出る．

図 8-3

アナフィラキシーショックとは，抗原に複数回接触することによりヒスタミンが多量排出されてショックをおこすことをいう．

(5) 免疫異常

免疫機能の障害により生じる疾患で，エイズ（AIDS，後天性免疫不全症候群）などがある．

エイズはエイズウイルス（HIV）によって生じる感染症である．HIV はリンパ球内に侵入し，リンパ球の働きを阻害し免疫能を低下させる．そのため，通常なら発病しない弱毒菌による肺炎などにかかりやすく（日和見感染），癌などにもなりやすい．エイズウイルスは RNA 型ウイルスであり，空気感染はしない．したがって，直接感染に留意すること，医療従事者は血液の扱いに十分注意することの 2 点が重要である．日和見感染には，カリニ肺炎，カポジ肉腫，中枢神経異常などがある．

(6) 自己免疫疾患

免疫機構は本来なら自分の細胞は決して攻撃しないはずであるが，免疫機構がおかしくなると，自分自身の正常細胞を敵と間違えて攻撃することがある．このように自己を非自己と認識してしまう病気を自己免疫疾患といい，膠原病はその例である．

植物性機能

第9章　体温調節・エネルギー代謝系

人体は，産熱体であり放熱体である．
この章では，
1. 産熱のしくみ，すなわちミトコンドリア内でのATP産生にともなう余剰熱としての熱の産生
2. その熱をどのように放熱しているかという放熱の様式
3. 産熱と放熱をどのように調節して体温を維持しているかという体温調節のメカニズム

を解説する．
　産熱のことがわかると，必然的にエネルギー代謝系が理解できる．
　産熱に関しては，1モルの糖を酸化した際のCO_2産生量や産生熱量の計算，放熱に関しては放熱様式に対応した計算ができるようになってもらいたい．
　また，章の前半では，産熱体，放熱体としての人体の体格，体型，体組成について解説する．体格の違いにより体温調節能力が異なることの理由，および人類のもつ体格や体形の多様性の意味（すなわち，さまざまな温度環境への適応の結果としてこうした変異が生まれていること）を理解してほしい．同様に，皮膚や皮下脂肪の役目と変異についても理解してほしい．

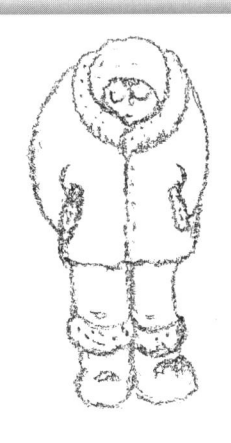

9.1 体格，体型，体組成

(1) 体格
体格とは，体を構成する細胞の総量すなわち体質量（体の物質量）のことで，単位は kg である．体格は体全体の産熱量に等しい（「体格がよい」など一般語の意味と異なることに注意）．

(2) 体型
体型とは形のことで，たとえば身長に対する下肢長など比率で表すことができる．細長いほど体質量（産熱量）に対する表面積（放熱量）が大きい．

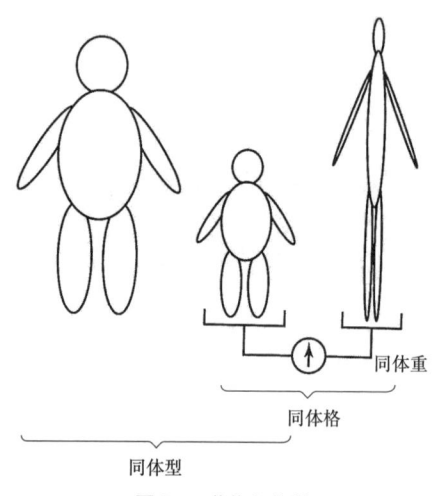

図 9-1 体格と体型

(3) 体組成
体組成とは，体を構成しているそれぞれの物質（骨や筋など）がどのような割合になっているかを意味している．産熱，放熱を考える場合，各器官の重量比ではなく，産熱組織（たとえば筋）と非産熱組織（たとえば脂肪）という体組成の分け方が重要となる．とりわけ脂肪の特性を理解することが重要である．

9.2 体格,体形に関する法則

(1) 平均放熱環境
平均すると,体表から熱が放出されている環境(平均放熱環境)では,体温維持のために次の法則が成り立つ.
- ベルクマンの法則
  同体型なら体格が大きいほうが寒冷環境で有利(例:北欧の人々).同体型なら体格が小さいほうが暑熱環境で有利(例:アフリカのピグミー).
- アレンの法則
  同体格なら体表面積が大きいほうが暑熱環境で有利(例:東南アジアの人々の長い上下肢).同体格なら体表面積が小さいほうが寒冷環境で有利(例:北方モンゴロイドの丸い体型).

(2) 平均受熱環境
平均すると,体表から熱を受ける環境(アフリカのサバンナや太平洋の島々など赤外線により熱を受ける環境)では,同じ原理で次のことが成り立つ.受熱量が同じなら大きい体格のほうが体温維持に有利(例:ハワイ諸島の人々).

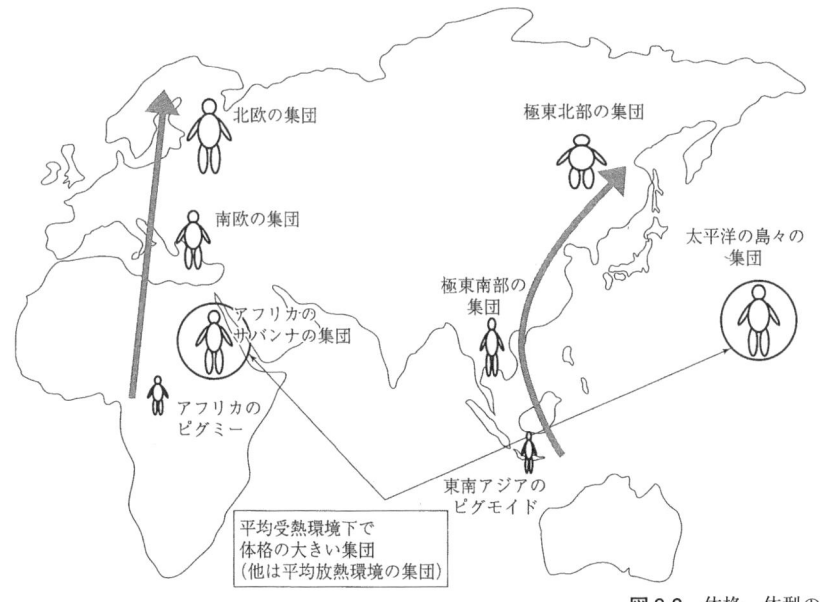

図 9-2 体格,体型の分布

9.3 脂肪

　脂肪（厳密には中性脂肪）は，1gを体内で燃焼したときの熱量，産出するATP量，代謝水が，糖質（炭水化物）や蛋白質と比較して2倍以上得られる．また，脂肪は断熱効果が高く，皮下脂肪を蓄えることは寒冷環境で適応的である．人類の女性は，性差として男性より多量の脂肪を蓄積し，飢餓状態に備えている．

$$[CHO：食物] + O_2 \longrightarrow CO_2 + H_2O + ATP + 産熱$$

　三大栄養素1gを酸化したときの産熱は，脂肪（約9 kcal），蛋白質（約4 kcal），糖質（約4 kcal）であり，それに比例して，H_2O（代謝水），ATPが生ずる．すなわち，脂肪を蓄えることは，水を蓄えること（例：ラクダのこぶ），エネルギー物質を蓄えることのほか熱源ともなり，また断熱性も高い（皮下脂肪）ので，人類の女性は脂肪を多く蓄え出産などでの危機的状態に備えている．

　動植物に多く含まれる中性脂肪とは，グリセリンに3つの脂肪酸がエステル結合したものである．

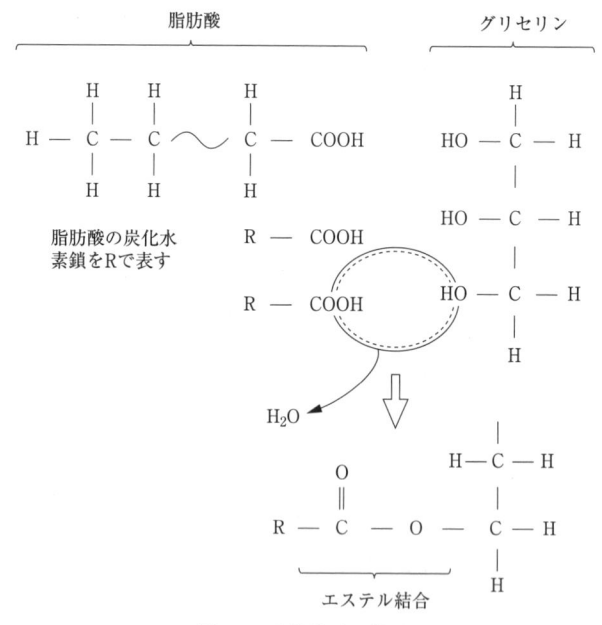

図9-3　中性脂肪の構造

9.4 皮膚, メラニン, 毛, 汗腺

　皮膚は外胚葉性の表皮と内胚葉性の真皮の2層からなる．表皮は体表の保護と紫外線で癌化した細胞を捨てるためのものであり，真皮は神経と毛細血管があり，皮膚感覚と体温調節を行っている．

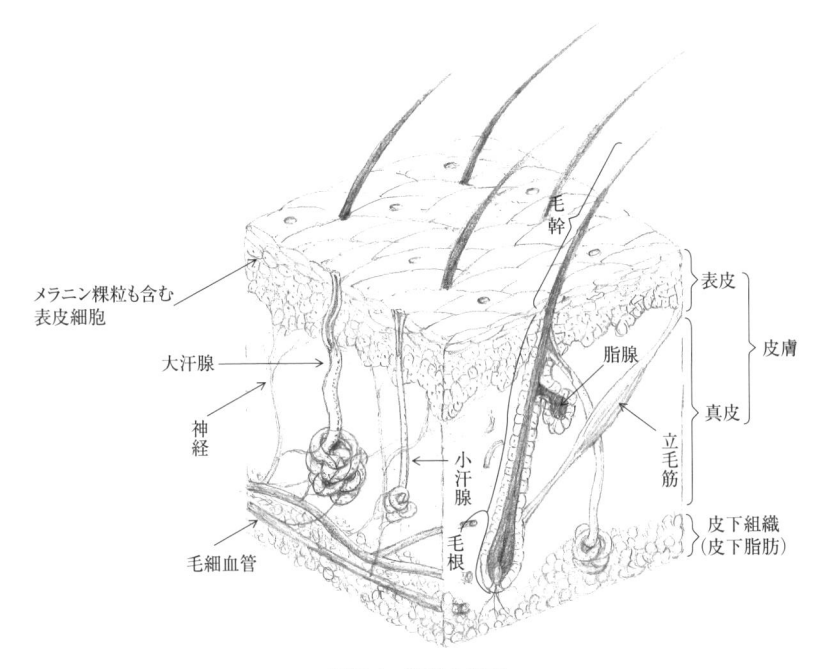

図 9-4　皮膚の断面

　メラニンは表皮のメラノサイトでつくられ，紫外線を吸収する．紫外線照射の強い地域（熱帯）に住む人々は，皮膚，虹彩，毛に含まれるメラニン量が多い．紫外線はビタミンDの合成に必要なので，紫外線照射の少ない地域（高緯度地方）に住む人々は，メラニン量が少ない．

　毛には適応の結果，地域的変異がある．暑熱地帯では，毛は短く渦状毛となり，発汗時に汗が毛の間に進入し気化するため，放熱装置となる．アジアの温帯域では，長く直毛となり，本数も10～12万本と多く，寿命も長く（約10年），寒冷時の防寒装置となる．ヨーロッパの寒冷地では，波状毛となり，メラニン含有量

が少なく，金髪や銀髪，ときに赤毛（遺伝する）が生ずる．
　汗腺には，大汗腺（アポクリン腺）と小汗腺（エクリン腺）がある．大汗腺は腋下や股間など有毛部に多い．人類は小汗腺を全身に分布させた唯一の動物である．小汗腺は1人約450万個あるが，10歳前後くらいまでの成長環境により，発汗機能のある能動汗腺と発汗機能の乏しい不能動汗腺に分化する．

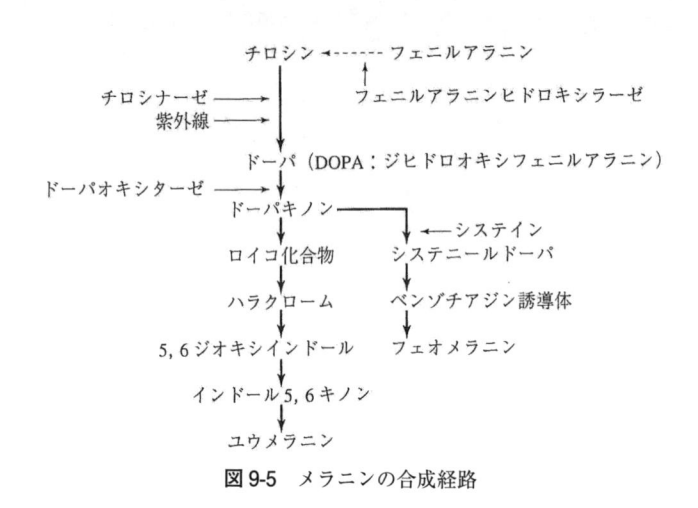

```
                         チロシン ←------ フェニルアラニン
                            ↑
         チロシナーゼ ──→     フェニルアラニンヒドロキシラーゼ
         紫外線     ──→
                            ↓
                         ドーパ（DOPA：ジヒドロオキシフェニルアラニン）
         ドーパオキシターゼ ──→
                            ↓
                         ドーパキノン ──────┐
                            ↓             ↓   ←── システイン
                         ロイコ化合物       システイニールドーパ
                            ↓             ↓
                         ハラクローム       ベンゾチアジン誘導体
                            ↓             ↓
                         5,6ジオキシインドール  フェオメラニン
                            ↓
                         インドール5,6キノン
                            ↓
                         ユウメラニン
```

図9-5　メラニンの合成経路

9.5 産熱

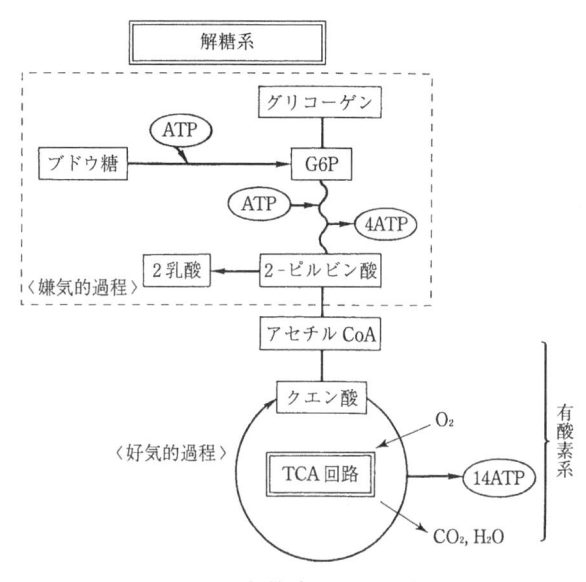

産熱は，ミトコンドリア内の TCA 回路で産出される代謝熱のことで，病気の際の発熱とは異なる．また，寒冷時のふるえ産熱（シバリング：寒冷暴露時に顎や四肢の筋が固有振動で収縮し，効率よく筋産熱する）や，非ふるえ産熱（ふるえ産熱に続いておき，甲状腺ホルモン（サイロキシン），アドレナリンが全身の代謝を亢進し体温を上昇させる）などもある．

図 9-6 解糖系と TCA 回路

糖質1モル（ブドウ糖など六炭糖）を完全酸化したときの収支式を示す．

$$C_6H_{12}O_6 + 6O_2 \longrightarrow 6CO_2 + 6H_2O + 38ATP + 686 \text{ kcal (pH7.0)}$$

[180g]　　[134.4 l]　　[134.4 l]　　[108g]（気体の体積は標準状態で計算してある）

なお，ATP 産生には，解糖系とよばれる嫌気的過程と有酸素系（エアロビック）の好気的過程（TCA 回路）がある．

> **コラム**
>
> **産熱の計算**／ブドウ糖（グルコース）1モル（180g）は，6モルの O_2（標準状態：0℃，1気圧で $22.4 \times 6 = 134.4 l$）で酸化され，6モルの CO_2 と6モルの水（108 g）に分解され，結合エネルギーを38モルの ATP と 686 kcal の熱エネルギーに変える．1モルの ATP が P を放出して1モルの ADP に変換するときに放出されるエネルギーは約 8 kcal であり，38モルの ATP は約 304 kcal のエネルギーに相当する．1g の水を1℃温度上昇させるのに必要なエネルギーが 1 cal であるから，これは約 30 l の水を 10℃温度上昇させるに等しいエネルギーである．また，686 kcal の産熱は 68.6 l の水を 10℃温度上昇させる．人体がほぼ水でできているとすれば，体重 68.6 kg の人の体温を 10℃上昇させることになる．無汗腺症の人にとってどのように放熱するかは，生死をかけた重要問題である．

9.6 放熱

放熱は，ドライな放熱とウェットな放熱に分けられる．ドライな放熱とは伝導，対流，輻射のこと，ウェットな放熱とは発汗のことである．

(1) 伝導

伝導とは，近接する分子同士が振動のエネルギー（これが熱の本態である）を伝え均一化することにより，熱を伝える方式である．

ニュートンの冷却方程式は，伝導により放出される熱の量（ΔH：単位時間に伝導される熱の量）を示した式である．

ニュートンの冷却方程式

$$\Delta H = \rho (T_1 - T_2) S$$

ρ：熱伝導係数，T_1：外気温，T_2：皮膚温，S：表面積

$T_1 = T_2$（外気温＝皮膚温）のときは，伝導による放熱はない．皮膚温は約30℃であるので，気温が皮膚温となる環境では，伝導は放熱に寄与しない．皮膚温約30℃とすると，外気温0℃，10℃，20℃の場合の放熱比は3：2：1となる．外気温が皮膚温より高いと，伝導により熱を受け取り熱中症になりやすい．

(2) 対流

対流とは，伝導と異なり，近接していない分子がきて（すなわち風が吹いて）振動エネルギー（熱）を奪いあるいは与えてゆくことである．伝導よりも効率が

> **コラム**
>
> **民族服と衣替え**／日本の夏は高温多湿で，後述の発汗による冷却効率が悪いため，和服の開口部は大きくして，対流による風を多く取り入れるようになっている．世界各地の民族衣装は，その地域の気候風土に合わせた体温調節の道具としての側面を必ず備えている．日本の衣替えの習慣は，平安時代に宮中の行事として始まった．当時は，中国の風習にならって旧暦の4月1日と10月1日に行われ，夏装束と冬装束の着替えであるため，更衣とよんでいた．鎌倉時代になると調度品なども替えるようになり，女房（貴婦人）は冬は桧扇，夏は蝙蝠（かわほり，竹と紙でできた扇）と定められていた．これを衣替えに対して調度替えと称した．江戸時代の武家社会ではさらに複雑化して，旧暦4月1日に冬の小袖（こそで）を袷（あわせ，裏地付きの着物）に替え，5月5日からは麻の単衣（ひとえ，裏地なしの着物）の帷子（かたびら）に替え，さらに8月16日からは生絹（すずし）に，9月1日に再び袷にして，9月9日からは綿入れ（表地と裏地の間に綿を入れた着物）の小袖，さらに10月1日からは練り絹（練って柔らかにした絹布）の綿入れにと衣替えした．

よい．寒冷時，風が吹くと「体感温度が低い」というが，伝導と比較して対流の冷却効果は高い．そのため，伝導で十分な冷却効果が得られない場合に，うちわや扇風機を使って風を送るのである．

(3) 輻射

輻射（ふくしゃ）とは，電磁波のエネルギーが伝播することである．生体からは赤外線が輻射され放熱もしているが，むしろ赤外線の輻射を受けて体が温められることのほうが現実的には重要である．すなわち，赤外線の電磁波としてのエネルギーが組織を破壊せずに振動エネルギー（熱）として伝われば，輻射熱を受けることになる．

[脚注] 電磁波のエネルギー
電磁波のエネルギー E [eV：エレクトロンボルト] は，振動数（v）とコンプトン定数（h）の積である．$E = hv$．また振動数と波長（λ）の積が光速 $C = \lambda v$（C：秒速 30 万 km）なので，振動数が高いと波長が短い．波長の短い電磁波，たとえば紫外線や X 線やガンマ線などは生体にとって破壊効果が大きい．生体物質に輻射熱を与えやすいのは，赤外線（熱線ともいう）である．赤外線は生体物質に電磁波としてのエネルギーを伝えやすく，すなわち生体物質の固有振動数に近いため共振しやすく，生体物質の振動エネルギー（熱）に置き換わりやすいので，生物を温めてくれる．受熱環境の主体は赤外線である．

(4) 発汗，不感蒸散（不感蒸泄）

発汗による放熱量（気化熱：ΔH（cal））はきわめて大きく，1 g の汗（水分）が気化したときの気化熱は，次式により計算できる．

$$\Delta H = 595.9 - 0.56\, t \quad (t：摂氏温度)$$

体表から気づかずに水分が蒸発する不感蒸泄（冷却効果は同じ）もある．

発汗による放熱量の計算

いま，体質量 70 kg の人が筋作業を行い，1 000 ml の汗をかいたとする．全身の温度は 30℃で均一とし，比熱は 0.83 cal/g·℃とする．この人の熱容量（この人を 1℃温度上昇するのに必要な熱の量）は，

（質量：70 kg）×（比熱：0.83）＝ 約 58 kcal/℃

であり，30℃ の汗 1 000 ml が奪う気化熱は，

$$\Delta H (\text{cal}) = (595.9 - 0.56 \times 30) \times 1\,000 = 約 580 \text{ kcal}$$

であるから，この人の体温を約 10℃下げることになる．換言すれば，この人は発汗しなければ約 10℃体温上昇していたことになる．なお，全身に発汗できるのはヒトとウマ（ただしウマは大汗腺による）だけである．

9.7 熱量,比熱,熱容量

(1) 熱量
熱量とは,その物体がもっている熱の総量のことである.
　　　熱量 = 質量(kg)×温度(℃)

(2) 比熱
比熱とは,その物質1gの温度を1℃上げるのに必要なカロリー数の比である.水1gの熱容量が1 cal であり,それに対しての比として表す.ヒトも含めて哺乳類の比熱は約 0.83 である.

(3) 熱容量
熱容量とは,その物体を1℃温度上昇させるために必要な熱量であり,比熱と質量の積となる.熱容量が大きい,すなわち体格が大きいと,熱的に安定(寒い所で冷えにくく,暑い所で温まりにくい).平均放熱環境および平均受熱環境で体格が大きいほうが有利なのはこのためである.
　　　熱容量 = 質量(kg)×比熱

(4) カロリーとジュール
従来,熱の単位としてカロリー(cal:calory)が用いられてきたが,現在はジュール(J:joule)を用いることになっている.

カロリーは,ラテン語 calor(熱,暑さ)に由来し,1 cal = 4.184 J である.また,J/s(s:second,秒)= W(watt,ワット)であるので,成人の1日の産熱量(消費カロリー)を約 2 500 kcal とすると,約 2 500 kcal/日 =約 2 500 kcal × 4.184 J／(24 時間×60 分×60 秒)=約 100 W となる.産熱量の多いプロスポーツ選手などでは,約 300 W になることもある.熱産生が大きい組織は骨格筋と肝臓である.

9.8 体温

(1) 体温

体温とは，臨床的には，腋窩温（えきか），口腔温（こうくう）（舌下温），直腸温をいう．ヒトの直腸温は平均36.9℃である．口腔温はこれより0.3～0.5℃低く，腋窩温は0.5～1.0℃低い．体温は時刻，月経周期，食事，運動などによって変動する．

体内温は，夜低く，昼高い．つまり，午前4時～6時頃に最低となり，午後2時～5時頃に最高となる．これは体内時計が基準値を変えるためである．日内の温度差は1℃以内である．なお，早朝覚醒時の口腔温を基礎体温という．なお，体表温は睡眠時に副交感神経の作用により高くなる．体表数か所の温度から平均皮膚温を求めることもある．

女性では，生理周期に対応して体温が変動し，排卵後は体温が約0.5℃上昇する．この機序はよくわかっていないが，黄体ホルモン（プロゲステロン）の体温上昇作用と考えられている．

また食後30～60分間は，食物の分解産物による特異動的作用（SDA：specific dynamic action）と消化管の筋運動により体温が上昇する．

体温の一般的高低関係は次のようである．

・腋窩温＜口腔温＜直腸温
・早朝＜午後
・排卵前＜排卵後
・冬＜夏
・睡眠時＜食事後，運動時
・老人，成人＜小児

(2) 体温調節

体温を調節するということは，体熱の産生と放散の平衡をとることであるが，この働きは，脳の視床下部にある体温調節中枢により行われている（視床下部前部に産熱中枢，後部に放熱中枢がある）．産熱中枢の刺激により，ふるえ産熱，非ふるえ産熱，立毛筋反射がおきる．放熱中枢の刺激により，発汗がおきる．これらに併せて，体表の毛細血管の拡張収縮，呼吸深度の変化や適応的行動がおきる．

(3) 寒冷暴露時の体温調節

　寒冷暴露(ばくろ)時の体温調節には，皮下脂肪を蓄えて耐えるやり方（北方のモンゴロイド），産熱を高くして対処するやり方（かつてのイヌイットがその例で，アザラシの肉や血などを食料とした高蛋白質摂取による高産熱型である．1日7 000 kcal ほどの産熱（通常の人の3倍に近い）も見られたという．しかし現在では，生活の均一化や食物の変化などで高産熱型ではなくなったといわれている），体表に近い温度（殻体温）を下げ，体内深部の温度（核体温）が逃げないようにするやり方（体表温が低ければ，伝導による放熱は少なくなる．外気温と体表温が等しければ，伝導による放熱は0となる．冷たい水の中の魚や，冬季のイヌの足の肉球などの温度は外界温と等しくなっている）などがある．

植物性機能

第10章　内分泌系

　生体は，神経系と内分泌系によって調節されている．内分泌器官から分泌される物質をホルモンといい，情報伝達を行っている．内分泌系すなわちホルモンによる調節を液性調節という．
　この章では，
　1. ホルモンの概要
　2. 各内分泌器官から分泌されるホルモン
について解説する．
　ホルモンの作用と特徴，調節機序と異常について理解してもらいたい．

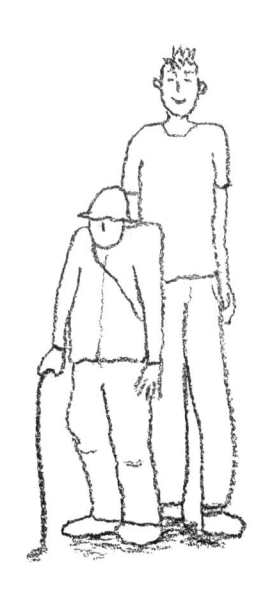

10.1 ホルモンの分類と作用

(1) ホルモンの特徴
ホルモンは，内分泌腺で産生され，血液中に分泌され，血液を介して運搬され，標的器官（細胞）の受容体（レセプター）と結合して作用する．

ホルモンは，ごく微量で，身体の発育，成長，代謝，生殖機能などを調節する．

(2) ホルモンの分類
ホルモンは，化学構造上大きく3種類に分類できる．

表10-1 ホルモンの分類

ステロイドホルモン	副腎皮質ホルモン，性ホルモン	ステロイドホルモンとは，コレステロールからつくられ，ステロイド核という構造を共有する脂溶性ホルモン（脂質の一種）の総称である．
アミン類	甲状腺ホルモン（サイロキシンあるいはチロキシン），カテコールアミン（アドレナリン，ノルアドレナリン）	アミンとは，アンモニア（NH_3）の水素原子が炭化水素に置き換わったものの総称である．
ペプチドホルモン	上記以外のホルモン	ペプチドとはアミノ酸同士の結合様式であり，ポリペプチドとはアミノ酸の結合（重合）したもの，すなわち蛋白質のことである．ペプチドホルモンとは蛋白質でできたホルモンのことである．

(3) ホルモン分泌の調節
ホルモン分泌の調節には次の3つがある．

- 視床下部ホルモンや下垂体ホルモンによるさらに下位に位置するホルモンの分泌調節．これには，下位に位置する内分泌腺から分泌されるホルモンの血中濃度によって上位ホルモンの分泌が調節される，いわゆる負のフィードバック機構による調節が働いている．
- 血液中のある成分（例：Ca，血糖）の血中濃度変化を分泌細胞が感受することによって生じる分泌調節．
- 自律神経系による調節（例：交感神経の興奮によるノルアドレナリンの分泌，副交感神経の興奮によるインスリン分泌）．

(4) ホルモンの作用機序

ホルモン受容体（ホルモンレセプター）は標的器官の細胞膜（細胞膜受容体），あるいは細胞内（細胞内受容体）に存在する．

- 細胞膜受容体と結合するホルモン——ペプチドホルモン，アミン類の大部分はこれに属する．
- 細胞内受容体と結合するホルモン——ステロイドホルモンがこれに属する．ホルモンと受容体が結合した形で核内に移動（転座）して，DNAからmRNAへの転写を促進する．

〈ペプチドホルモンおよびアミン型ホルモンの作用機序（cAMPの場合）〉　　〈ステロイドホルモンの作用機序〉

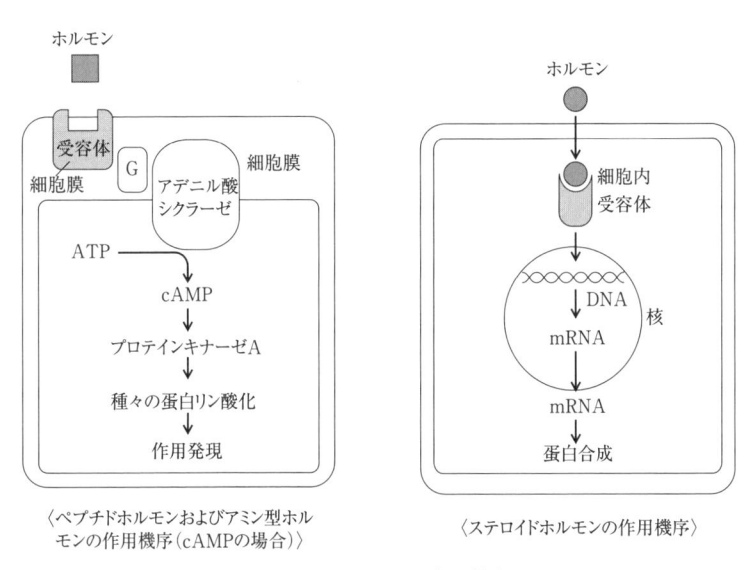

図10-1 ホルモンの作用機序

サイクリックAMP（cAMP）はATPに細胞膜にあるアデニル酸シクラーゼが作用してつくり出されるものであり，グリコーゲンの分解促進，種々の蛋白質のリン酸化などの作用がある．

10.2 各内分泌器官とホルモン

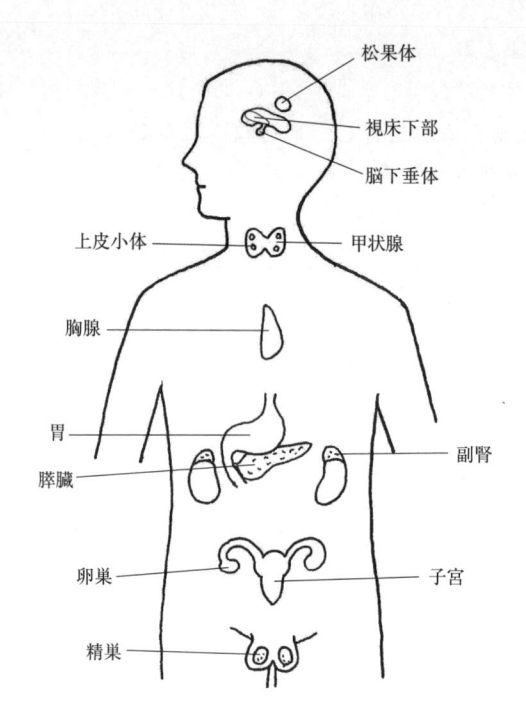

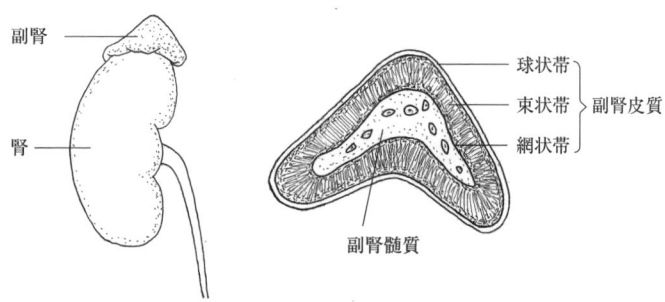

図10-2 内分泌器官

(1) 視床下部

視床下部ホルモンの働きは，下垂体前葉および中葉のホルモン（後述）の分泌を促進したり抑制したりして分泌量を調節することにある．両者は機能的に密接な関係にあり，1つの機能単位と見て視床下部－下垂体系という．

また，視床下部の一部の核（傍室核，視索上核）は軸索を下垂体後葉まで伸ばし，軸索末端からホルモンを血液中に放出する．これを神経分泌という．視床下部から分泌されるホルモンは後出の**表 10-2**に示す．

(2) 脳下垂体（下垂体）

下垂体は頭蓋底のくぼみの中にあり，脳底にぶら下がっている形をしているため下垂体とよばれる．下垂体の上方に視床下部がある．

下垂体は組織学的特徴から前葉と後葉に分けられる．前葉はホルモンを分泌する腺組織（腺性下垂体）であり，後葉は視床下部の神経細胞の軸索が伸びたもので神経組織である（神経性下垂体）．また，両葉の中間に上皮性の中葉がある．

下垂体前葉ホルモンとしては，成長ホルモン，プロラクチン，甲状腺刺激ホルモン，副腎皮質刺激ホルモン，卵胞刺激ホルモン，黄体形成ホルモンの6種がある．下垂体中葉ホルモンとしてはメラニン細胞刺激ホルモンがある．下垂体後葉ホルモンとしてはバソプレッシンとオキシトシンの2種がある．下垂体から分泌されるホルモンの名称，標的器官とその作用は**表 10-2**に示す．

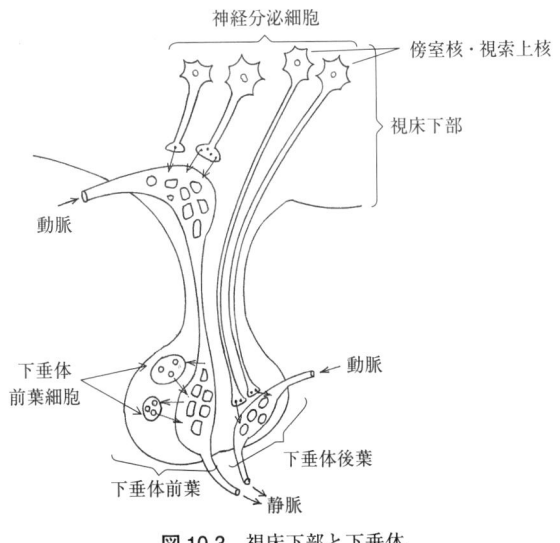

図 10-3 視床下部と下垂体

(3) 甲状腺と上皮小体

甲状腺は甲状軟骨の下部，気管の両側と前面に位置する内分泌腺で，上皮小体は左右2個ずつの4個からなり，甲状腺の背部に付着している．

甲状腺からはサイロキシン（T_4）とトリヨードサイロニン（T_3）およびカルシトニンが分泌され，上皮小体からはパラトルモン（PTH）が分泌される．標的器官とその作用は**表10-2**に示す．

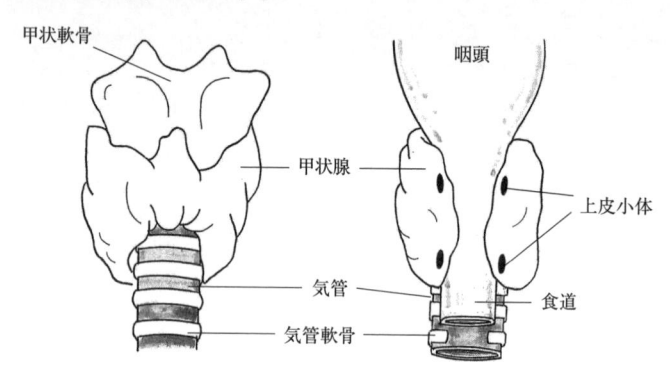

図10-4 甲状腺と上皮小体

(4) 膵臓

膵臓は膵液（消化液の一種）を外分泌するとともに，その中のランゲルハンス島のB細胞からはインスリン，A細胞からはグルカゴンという2種類のホルモンを分泌する．

インスリンは肝細胞に働き，ブドウ糖（グルコース）からグリコーゲンを生成し，また脳を除く大部分の組織の細胞に働き，ブドウ糖の細胞内への取り込みを促進する．そのため血糖値を低下させる作用があり，血糖値を正常範囲に維持するのに重要なホルモンである．グルカゴンはインスリンの作用と反対に，グリコーゲン分解を促進し血糖値を上昇させる．

(5) 副腎

副腎は，左右の腎臓の上に位置している．皮質と髄質からなり，両者は発生的，形態的，機能的にまったく異なっている．

副腎髄質は，外胚葉に由来（交感神経原基から発生）し，交感神経の軸索を失った細胞体が神経分泌をしている組織である．

副腎皮質は3層からなり，球状層からはアルドステロンが，束状層からは糖質コルチコイドが，網状層からは男性ホルモンが分泌される．

表 10-2 ホルモン

内分泌器官	ホルモン名		標的器官	作用
視床下部	成長ホルモン放出ホルモン（GRH）		下垂体前葉	標的ホルモンの放出
	甲状腺刺激ホルモン放出ホルモン（TRH）			標的ホルモンの放出
	副腎皮質刺激ホルモン放出ホルモン（CRH）			標的ホルモンの放出
	プロラクチン放出ホルモン（PRH）			標的ホルモンの放出
	ゴナドトロピン放出ホルモン（FSH-RH, LH-RH）			標的ホルモンの放出
	メラニン細胞刺激ホルモン放出ホルモン（MRH）		下垂体中葉	標的器官の刺激
	成長ホルモン抑制ホルモン（GIH）		下垂体前葉	標的ホルモンの抑制
	プロラクチン抑制ホルモン（PIH）			標的ホルモンの抑制
	メラニン細胞刺激ホルモン抑制ホルモン（MIH）		下垂体中葉	標的ホルモンの抑制
下垂体前葉	成長ホルモン		骨，筋，組織	身体成長促進
	プロラクチン		乳腺	乳汁分泌刺激
	甲状腺刺激ホルモン（TSH）		甲状腺	甲状腺の成長と分泌を刺激
	副腎皮質刺激ホルモン		副腎皮質	副腎皮質の成長と分泌を刺激
	性腺刺激ホルモン（ゴナドトロピン）	卵胞刺激ホルモン	卵巣	卵胞の発育促進，卵胞ホルモン分泌刺激
			精巣	精子形成促進
		黄体形成ホルモン	卵巣	排卵の誘起と卵胞の黄体化，黄体ホルモン分泌刺激
下垂体中葉	メラニン細胞刺激ホルモン（MSH）		メラニン細胞	ヒトでの作用は不明
下垂体後葉	バソプレッシン		腎臓 末梢血管	抗利尿作用 血圧上昇
	オキシトシン		乳腺，子宮	射乳，子宮筋収縮
甲状腺	T_4（サイロキシン），T_3（トリヨードサイロニン）		体組織	代謝促進，熱産生
	カルシトニン		骨 腎臓	血中 Ca 濃度の低下 骨吸収抑制 Ca 排出増加
上皮小体	パラトルモン		骨 腎臓	血中の Ca 濃度の上昇 骨吸収促進 Ca 再吸収促進
膵臓	インスリン		肝臓	血糖値を低下させる
	グルカゴン		肝臓	血糖値を上昇させる

内分泌器官	ホルモン名	標的器官	作用
副腎髄質	アドレナリン*	肝臓, 循環器, 筋	心臓促進作用, 血糖上昇作用
	ノルアドレナリン*		末梢血管収縮作用, 血圧上昇
副腎皮質	電解質コルチコイド（アルドステロン）	尿細管	腎臓におけるNa^+の再吸収, K^+の排出, 炎症症状の増悪
	糖質コルチコイド（コルチゾール）	体組織	血糖上昇作用, 抗炎症作用, 抗ストレス作用
	男性ホルモン（デヒドロエピアンドロステロン, DHEA）	体組織	女性の陰毛, 腋毛の発毛を促す
精巣	男性ホルモン（アンドロゲン）テストステロンなど		男性の性徴発現, ヒゲ, 腋毛, 陰毛の発毛, 蛋白合成促進, 筋骨の発育促進, 性欲を高める
卵巣	女性ホルモン 卵胞ホルモン（エストロゲン） 黄体ホルモン（プロゲステロン）	子宮, 乳腺	二次性徴促進, 卵胞発育促進, 子宮粘膜増殖, 妊娠成立 子宮粘膜を分泌期にし, 卵子の着床に都合のよい状態をつくる. 妊娠維持, 基礎体温上昇, 排卵抑制

(注) * アドレナリン・ノルアドレナリンは, ともに交感神経系伝達物質でもあるので, 作用は交感神経系の興奮時の働きに類似する. 各々, エピネフリン, ノルエピネフリンともいう.

(6) 性腺

性腺（卵巣と精巣）から出るホルモンには, 男性ホルモンと女性ホルモンがある.

(7) その他のホルモン

その他の内分泌器官から出るホルモンには, **表10-3**のものがある.

表10-3

内分泌器官	ホルモン名	作用
松果体	メラトニン	生体リズムによって夜間になると分泌が著しく増大することから, 睡眠誘発との関連が指摘されている
腎臓	エリスロポエチン レニン	赤血球生成の調節 アンギオテンシンIの生成
消化管	消化管ホルモン	第6章の表6-3参照
脳	脳内ペプチド（エンドルフィン, エンケファリンなど）	脳内のモルヒネ受容体と結合し, 鎮痛作用を示す

(8) ホルモン異常

おもなホルモンの分泌異常には**表 10-4** のものがある.

表 10-4 ホルモン異常

ホルモン名	分泌亢進	分泌低下
成長ホルモン	思春期以前では巨人症,成人では末端肥大症	小人症
バソプレッシン		尿崩症
サイロキシン	甲状腺機能亢進症(バセドウ病)	成人では粘液水腫,小児ではクレチン病
パラトルモン		テタニー症(血清カルシウム濃度の低下による筋の痙攣)
副腎皮質ホルモン	クッシング症候群(満月様顔貌,肥満,高血圧など)	アジソン病(低血圧,体力減少,色素沈着など)
インスリン		糖尿病

(9) ストレスとホルモン

種々の有害因子(不安,疲労,寒冷,暑熱など)によって生体にゆがみ(ストレス)が生じると,これに適応しようとする反応がおきる.

ストレスが加わると,自律神経の総合中枢である視床下部が刺激され,交感神経活動が活性化して副腎髄質からのアドレナリン分泌が増加する.これにより,血圧上昇,血糖上昇がおこり,適応力が高まる.他方,視床下部の神経分泌が促進し(CRH 分泌の亢進),下垂体前葉からの副腎皮質刺激ホルモン(ACTH)の分泌が増大する.ACTH は副腎皮質からのコルチゾール(抗ストレスホルモン)の分泌を促進して,ストレスに対する抵抗性を高める.

ストレスとは身体の緊張状態をいい,ストレス状態にさせる原因となるものはストレッサーという.

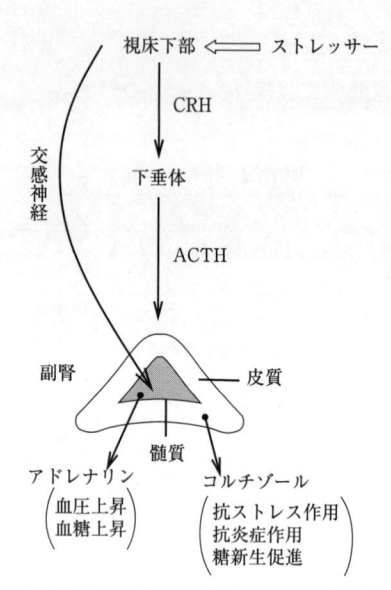

図 10-5 ストレスとホルモン（ストレッサーとは生体にストレスを生じさせる因子のことである）

植物性機能

第11章　生殖系

性は第一義的には性染色体により決定されるが，個体成長のさまざまな過程で変化を受けることがある．

この章では，
1. 性分化のメカニズム
2. 精子形成過程
3. 卵子形成過程
4. 卵巣周期
5. 子宮周期
6. 受精から出産，授乳

について解説する．

性の変異の理解，性分化のメカニズム，卵巣周期，子宮周期などを成長段階に合わせて理解してもらいたい．

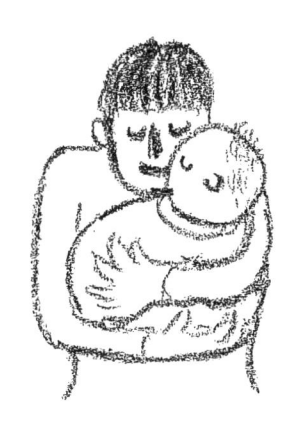

11.1 性の分化,胎生期,思春期

　性は性染色体により遺伝的に決定される.しかし,胎生期の母親の性ホルモンの状況や出生後の性ホルモン投与などにより,性徴や生理機能は二次的にも変化する.
　性染色体の組合せには次のようなものがある.便宜的にはY染色体を1つでももつ個体を「男」とよんでいるが,性を2つだけに分けるのは必ずしも適当ではない.X染色体が1つでもないと生きてゆけない.

- XX(最も多い「女」),XXX～XXXXXX(X3つ以上を超女性という)
- XY(最も多い「男」),XYY～YYYY(Y2つ以上を超男性という)
- XO(ターナー症候群：500～1 000人に1人.卵巣の発育障害,女性型内外性器,第二次性徴発現が乏しい,低身長,翼状頸,外反肘,楯状胸などをともなう)
- XXY(クラインフェルター症候群：500～1 000人に1人.女性化乳房,矮小睾丸,硝子様精細管,高ゴナドトロピン尿症などをともなう)
- その他XXXYY,XXYYYなど42種類の組合せの可能性がある.
- 第一次性徴――胎生3か月目に原始性器腺(後述)が腹腔内にとどまり卵巣となるか,体外に移動し精巣となるか,という特徴と,外性器の形による性徴.
- 第二次性徴――思春期に性ホルモンの働きにより,中性的な形質からそれぞれの性に従い発現する特徴.

　とくにY染色体の働きにより脳内の核の大きさに性差ができる(脳の男性化).脳の性差は本人の性意識を生み出すものであり,性同一性障害と関連がある.

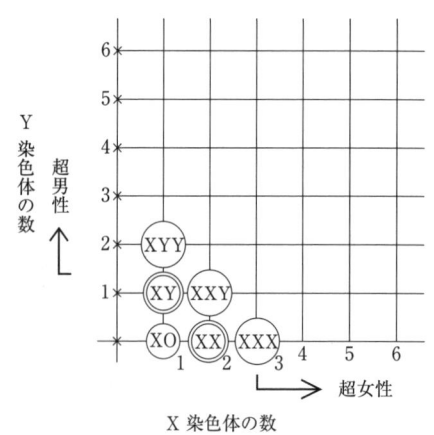

図11-1 染色体による性の座標的理解

11.2 男性生殖器

(1) 男性生殖器の発達
男性生殖器の発達は**表 11-1** のように進む.

表 11-1 男性生殖器の発達

胎生初期	原始性器腺（皮質と髄質からなる）の髄質から精巣を発育させ，皮質は退化する．
	精巣のライディッヒ細胞はテストステロンを，セルトリ細胞はミューラー管の発達を抑制する物質を分泌する．
	テストステロンはウォルフ管から輸精管と精巣上体を発達させ，尿生殖洞から男性生殖器（陰茎，尿道，前立腺，陰嚢）を発達させる．
胎生3か月	精巣は腹膜をともない体外に移動する．腹膜には痛覚神経が密に分布している．精巣（睾丸）は，精子をつくる精細管とテストステロンを分泌する間質細胞からできている．

(2) 精子形成，勃起，射精，性欲
精子は精細管で精母細胞から約 6 か月かかってつくられ，精巣上体から精管を通って精管膨大部に蓄えられる．精子は生涯つくり続けられる．

勃起は陰茎内側の細動脈が拡張（骨盤神経）し，血液が多量に送り込まれ，陰茎外側の静脈が圧迫されることによりおこる．

陰茎の触覚受容器からの刺激が射精中枢（S3-S4）を介して反射的に下腹神経を刺激し，精管と精嚢の平滑筋を収縮させ，精液は尿道へ移動する．さらに刺激が続くと，球海綿体筋（横紋筋）を数回律動的に収縮させ射精する．

射精中枢は上位脳からの抑制を受けやすく，その場合は勃起不全となる（陰茎骨をもつ動物もいるが，ヒトには陰茎骨はない）．

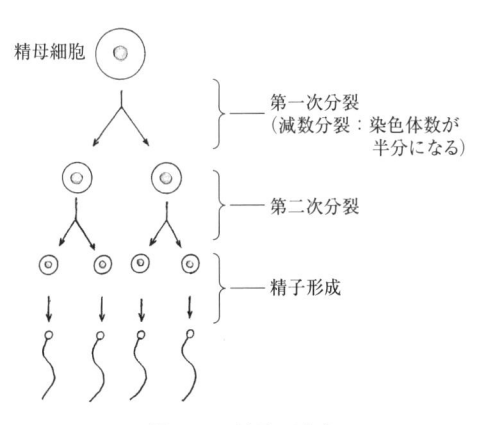

図 11-2 精子の形成

11.3 女性生殖器

(1) 女性生殖器の発達
女性生殖器の発達は表 11-2 のように進む．

表 11-2　女性生殖器の発達

胎生期	原始性器腺（皮質と髄質からなる）の皮質が卵巣に発育し，髄質は退化する． ミューラー管からは卵管と子宮と膣上部が発達し，ウォルフ管は消失する． 尿生殖洞からは女性生殖器（膣下部，陰核，大小陰唇）が発達する．
出生後	思春期の身長増加のスパート（年間成長率が最高の時期）を過ぎて約1年後に初潮を迎える． 初潮後は約28日の周期で排卵がおこり，50歳代以降にホルモン分泌リズムが変調（更年期）となり，閉経（1年間無排卵が続くと閉経）を迎える．初潮から閉経までの期間は延長しつつある．

(2) 卵巣周期（卵胞期→排卵期→黄体期）
女子胎児は，減数分裂をすませた約2万個の原始卵胞をもって出生する．

出生後は新しい卵はつくられない（したがって出生後に受けたダメージはそのまま蓄積される）．

卵巣周期は次のように進む．

① 原始卵胞は，卵胞刺激ホルモン（FSH）により発育しグラーフ氏胞となり，さらに成熟卵胞となり，エストロゲン（発情ホルモン）を分泌する．

② エストロゲンの血中濃度が高くなると性的発情状態となり，脳下垂体前葉から黄体形成ホルモン（LH）とFSHが分泌される（排卵サージ）．

③ 排卵サージによりグラーフ氏胞は破れて成熟卵子が放出される（排卵）．約2万個の原始卵胞のうち，生涯で約500個が排卵される．

④ 放出された卵子はラッパ管から卵管に入り，途中で精子と会えば受精する．

⑤ 排卵後の卵胞は黄体となり，エストロゲンとプロゲステロンを分泌する．

⑥ 妊娠が成立すれば黄体は持続し（妊娠黄体），妊娠しなければ約10日後に白体となる．

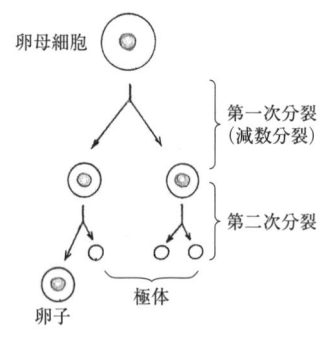

図 11-3　卵子形成と卵巣周期

(3) 子宮周期

子宮周期は，増殖期→排卵期→分泌期→月経期，の過程をへる．

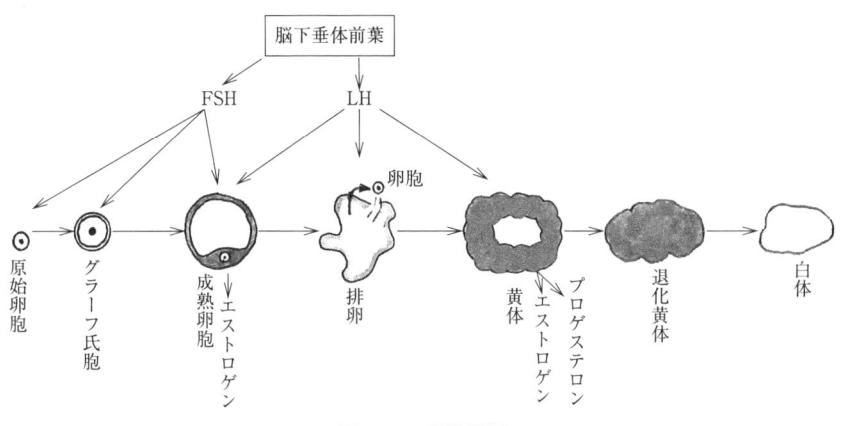

図 11-4　卵巣周期

エストロゲンの作用により，子宮基底層から子宮内膜（脱落膜）が発達する．
排卵後は黄体ホルモンにより内膜がさらに増殖し，着床に備える．
排卵後，基礎体温は上昇し高温期となる．
受精がおこらなければ黄体が縮小してエストロゲンとプロゲステロン分泌が減少し，子宮内膜の螺旋動脈が収縮して脱落し月経となる．月経血は動脈血でプラスミン・プロスタグランジンを含み凝固しない．

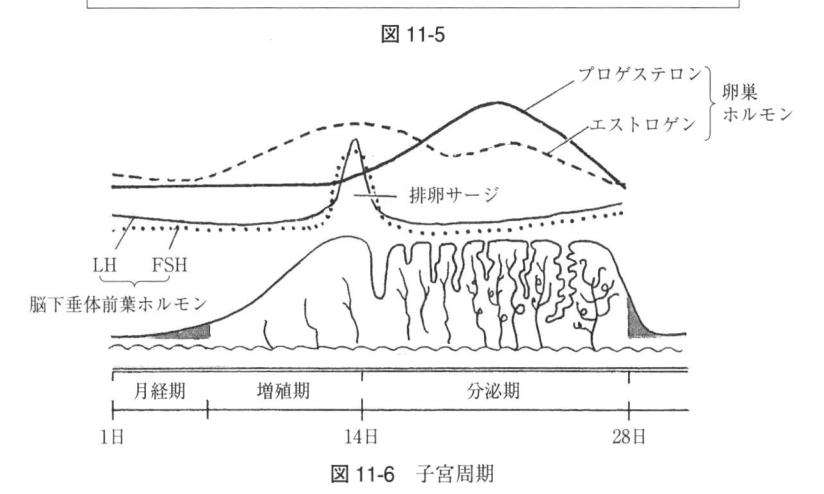

図 11-5

図 11-6　子宮周期

11.4 受精，妊娠，出産，授乳

　受精から出産までは図 11-7 の過程をへる．最終月経開始日から 280 日（10 か月）が妊娠期間である．

| 精子は射精後約 30 分で卵管に侵入し，卵子と受精する．卵子の寿命は約 1 日，精子の寿命は約 3 日である． |

| 受精卵はただちに分裂を開始し胚胚となり，3〜4 日で卵管を下り子宮内膜に入り着床する．最終月経の第 1 日目を 0 日として 0〜6 日を妊娠 0 週，7〜13 日を妊娠 1 週とする． |

| 胚は子宮内膜との間に絨毛を形成し，これが胎盤となる． |

| 胎盤は 8〜10 週で形成され，16 週で完成する．胎盤により胎児血液と母体血液は混じらない．12 週以後を胎児という． |

| 胎盤はヒト絨毛性ゴナドトロピンを分泌し，黄体が妊娠黄体となる．妊娠黄体と胎盤がエストロゲンとプロゲステロンを分泌する． |

| 16 週からは妊娠黄体が縮小するが，胎盤ホルモンが増加し妊娠を維持する． |

| 40 週（280 日後）に胎盤ホルモンが急激に減少し子宮の律動的収縮（陣痛）が強まり，分娩が始まる． |

| 子宮粘膜からプロスタグランジンが分泌され，子宮体が収縮し子宮頸部が弛緩して，胎児が娩出される．胎児は通常，身長約 50 cm，体重約 3〜4 kg であるが，500〜600 g の未熟児でも集中管理により正常に発育できる． |

| 分娩により臍帯循環が途絶えると，血中二酸化炭素濃度上昇，寒冷刺激，皮膚刺激により自己呼吸が開始される．この際，卵円孔と動脈管（ボタロ管）が閉鎖し，心臓で動脈血と静脈血が分離される． |

| 乳腺は妊娠中，胎盤性エストロゲン・プロゲステロンおよびプロラクチンにより発達する．しかし，エストロゲンにより乳汁分泌は抑えられている．分娩によりエストロゲンが減少すると乳頭吸引刺激により視床下部のドーパミン分泌が抑制され，プロラクチンが増加して乳汁分泌が亢進する．乳頭吸引によりオキシトシン（脳下垂体後葉の射乳ホルモン）が分泌され射乳する．プロラクチンは，視床下部の黄体形成ホルモン放出ホルモンを抑制して卵巣周期は停止するので，授乳期間は妊娠しない． |

図 11-7

11.5 成長区分

新生児以降の成長区分は以下のようである．
・新生児期——生後1か月
・乳児期——生後1年
・幼児期——1～6歳頃
　幼児前期（1～3歳）
　幼児後期（3歳～6歳頃）
　第一反抗期（2.5～4歳）
・児童期——6～16歳（幼児と青年の中間期）
　〈学校教育法〉
　　学齢児童（小学生，6～12歳）
　　学齢生徒（中学生，13～15歳）
　　生徒（高校生）
　　学生（大学生）
　〈児童福祉法：児童＝満18歳未満〉
　　乳児（満1歳に満たない者）
　　幼児（満1歳から，小学校就学の始期に達するまでの者）
　　少年（小学校就学の始期から，満18歳に達するまでの者）
・思春期——二次成長発現期：11，12～16，17歳頃
・青年——成人期への移行期
　　心理的離乳を図りながら，反抗しつつ（第二反抗期），モラトリアム状態にある．モラトリアムとは，自己のアイデンティティを確定できず，一種の無気力，無責任，無関心の状態ともなる．これを過ぎて自己確立する移行段階．
・成人
・壮年から中年，高年となるが，境界は明確でない．
・老年——45歳以上を初老期．65歳以上を老年期．
　65歳以上を高齢者としている．

動物性機能

第12章　神経細胞の生理

　神経細胞は，情報をすばやく伝える機能をもつ．そのために，軸索という長い突起をもっている．神経細胞を支え，栄養や酸素を送り，免疫的に保護している細胞をグリア細胞（神経膠細胞）という．神経細胞は再生しないといわれていたが，近年，記憶にかかわる海馬や大脳新皮質でも新生されることが明らかとなっている．

　この章では，
1. 神経細胞の構造と種類
2. 興奮の伝導
3. 神経細胞の分類（文字式分類・数字式分類）
4. 変性と再生
5. シナプス伝達
6. 神経伝達物質とシナプス後電位
7. シナプス伝達の可塑性
8. 介在ニューロンによる抑制

について解説する．

　神経細胞の情報伝達のしくみ，すなわち興奮性細胞膜の静止膜電位がどのように活動電位となるのか，またシナプスのメカニズムはどうなっているのかを理解するとともに，興奮の伝導に関する法則，神経細胞の文字式分類，数字式分類をしっかりと頭に入れてほしい．

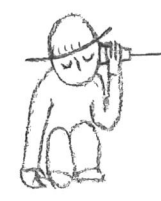

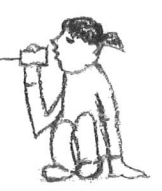

12.1　神経細胞の構造と種類

(1) 神経細胞

　神経細胞（神経元，神経単位，ニューロン，ノイロン）は細胞体，樹状突起，軸索突起（神経線維）からなり，すばやい情報伝達を行う．細胞体は大型の核と蛋白質合成に関与するニッスル小体を多数含む．樹状突起はおもに情報の入力を，軸索は出力を行う．感覚神経には軸索が2本あり，樹状突起はない．軸索末端は自由終末かシナプス小頭となる．骨格筋と接する部位を神経筋接合部といい，筋側は運動終板を構成する．

　神経細胞は興奮伝達の方向により，機能的に，感覚神経と運動神経に分けられる．感覚神経（求心性神経）は興奮を中枢側へ伝え，神経終末は感覚受容器とシナプスしているか自由終末である．一方，運動神経（遠心性神経）は興奮を末梢へ伝え，神経終末は筋や分泌腺とシナプスしている．しかし，両者の軸索や細胞膜に違いがあるわけではなく，シナプスでの伝達方向が中枢側（脳や脊髄）か末梢の効果器側（筋や分泌腺）かによるだけである．

(2) 有髄線維，無髄線維

　神経線維には，シュワン細胞からなるミエリン鞘（髄鞘）の巻きついた有髄線維と，シュワン細胞のない無髄線維がある．シュワン細胞のくびれた部分をランビエの絞輪という．無髄線維の直径は約1ミクロンである．

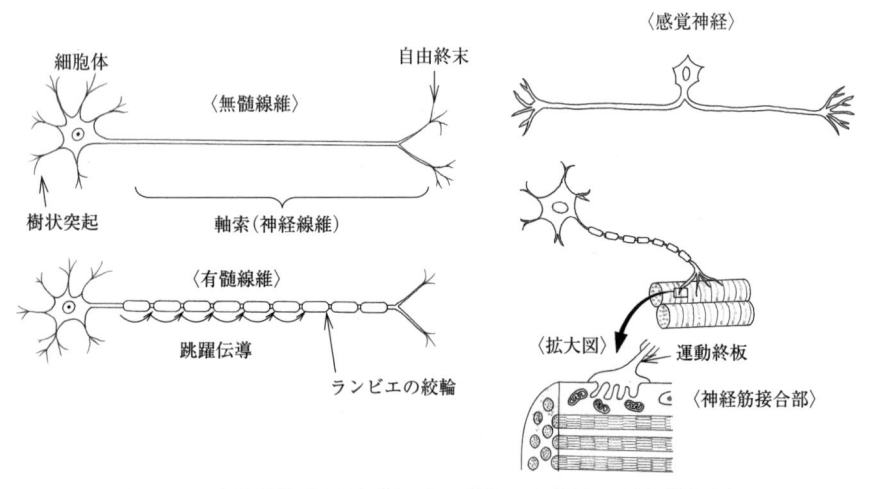

図 12-1　有髄線維（跳躍伝導），無髄線維，感覚神経，神経筋接合部

12.2 興奮の伝導

刺激を受けて活動電位を発生する細胞を興奮性細胞という．興奮性細胞には神経細胞と筋細胞があり，興奮性細胞の電気現象には静止膜電位と活動電位がある．細胞膜の興奮（活動電位の発生）のようすは**表 12-1** のようになる．

表 12-1 活動電位の発生

平衡状態 静止膜電位	すべての細胞で細胞膜の外側を 0 V とすると，内側はマイナスの電位（神経細胞では約 $-70 \sim -80$ mV）で平衡している．この状態を分極，この電位を静止膜電位という．静止膜電位は，細胞膜のイオンに対する選択的透過性と，ナトリウムポンプによる細胞膜内外のイオン濃度の不等分布によって生じる．
局所応答	細胞膜に刺激が加わると，細胞膜の Na^+ に対する透過性が増し，平衡電位がプラス側へわずかに移動する．これを局所応答という．刺激に対する初期の応答である．
脱分極 活動電位	さらに刺激が閾値をこえると，膜の Na^+ 透過性が急激（約 20 倍）に増加し，膜電位は Na^+ の平衡電位（約 +60 mV）に向かおうとする．分極が逆転するので脱分極という．すなわち神経線維の興奮は Na^+ の移動によりおこる．この急激な電位変化（脱分極）を活動電位といい，この現象を細胞膜の興奮という．活動電位はごく短時間におきることから，スパイク（インパルス，発火）ともいう．しかし，実際の Na^+ イオンの流入はきわめて少なく，細胞内のイオン濃度はほとんど変化しない．
再分極	しかしすぐに膜の特性が変わり，約 +35 mV を頂点としてナトリウムポンプ（Na^+ の細胞外への汲み出し）が働き，いったん行き過ぎる（後過分極）が，すぐ元の静止膜電位（再分極）に戻る．この間，約 1～5 ミリ秒である．
興奮伝導	1 か所の Na^+ の動きが近傍の膜に刺激となり，次々とイオンチャネルが開き，活動電位が神経線維を伝わってゆく．有髄神経の場合には跳躍伝導となる．

このように細胞膜の興奮が Na^+ イオンの透過性の変化によるとする説を，ホジキン・ハックスレーのイオン説という．

活動電位を発生させる刺激には，電気的刺激，化学的刺激，機械的刺激がある．活動電位発生直後に閾値強度で神経を再び刺激しても，活動電位の発生が認められない期間があり，不応期とよぶ．

刺激が加えられ膜電位がプラス側に変化しているときは，次の刺激をまったく受け付けない．この期間を絶対不応期という．オーバーシュートから再分極してゆく過程では，次の刺激が小さいと受け付けない．この期間を相対不応期という．

閾値以下の刺激強度では活動電位は発生せず，閾値をこえて刺激強度を増して

図 12-2 不応期

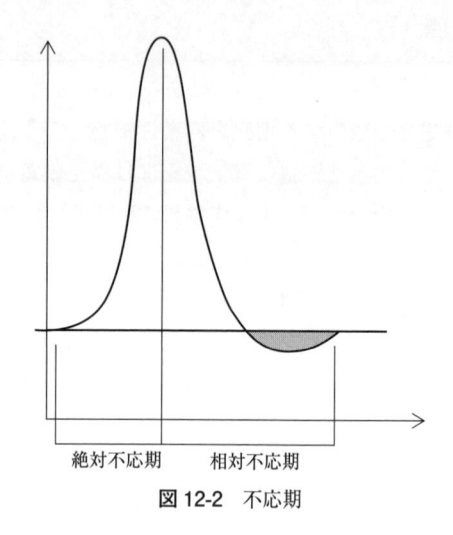

も発生する活動電位の大きさは変わらない．これを「全か無の法則」という．
　興奮伝導の法則には次の3つがある．
・両方向性伝導——神経線維の1か所でおきた興奮は両側に伝導する．
・絶縁伝導——刺激を受けた神経のみが興奮し，近傍の神経は影響を受けない．
・不減衰伝導——興奮の大きさ（活動電流の大きさ）は不変で減衰しない．伝導速度も変化しない．

12.3 神経線維の分類,筋紡錘,神経の変性と再生

(1) 神経の分類
神経線維の分類には,文字式分類(アーランガー・ガッサーの分類)と数字式分類(ロイド・ハントの分類)がある.

表12-2 アーランガー・ガッサーの分類(文字式分類)

名称	直径(μm)	伝導速度(m/s)	髄鞘	所在
Aα	12~20	60~120	有	運動神経,筋紡錘(螺旋終末)
Aβ	8~14	30~80	有	触圧覚,筋紡錘(散形終末)
Aγ	2~8	15~50	有	筋紡錘(錘内筋)への運動神経
Aδ	1.5~3	6~30	有	侵害受容器(痛覚,温度覚)
B	1~3	3~15	有	自律神経(節前線維)
C	1	0.3~0.8	無	自律神経(節後線維)・痛覚

(注) この分類は伝導速度による分類である.伝導速度は線維の直径が太いほど速い.αとγのみが運動神経である.BとCは自律神経である.Cは無髄で痛覚に関与する.

有髄線維の伝導速度は線維の直径に比例する.
ハーシュの式
$$\text{伝導速度}\ V\ (\text{m/s}) = 6 \times D$$
D:線維の直径(μm)
無髄線維の伝導速度は直径の平方根に比例する.
太い神経線維ほど圧迫により抑制されやすい.麻酔は細い神経線維ほど効きやすい.

表12-3 ロイド・ハントの分類(数字式分類)

名称	受容器	文字式分類対応
Ia (GIa)	筋紡錘(螺旋終末)	Aα
Ib (GIb)	ゴルジ腱器官	Aα
Ⅱ (GⅡ)	筋紡錘(散形終末),触覚,圧覚	Aβ
Ⅲ (GⅢ)	侵害受容器(痛覚,温度覚)	Aδ
Ⅳ (GⅣ)	痛覚	C

(注) この分類は感覚神経についての分類である.名称には,G(グループの意味)をつける場合とつけない場合がある.

(2) 筋紡錘

骨格筋の中に筋線維と平行に筋紡錘とよばれる伸展受容器がある．直径が80〜200 μm，長さは数ミリである．

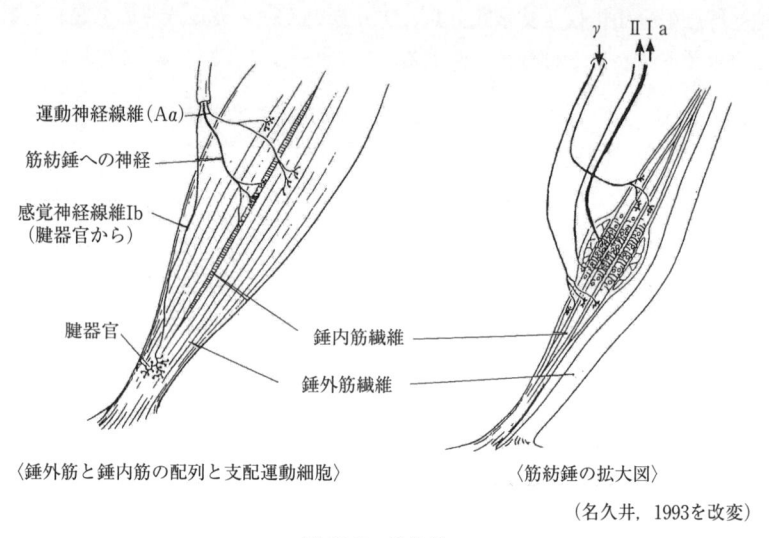

図中ラベル：
- 運動神経線維(Aa)
- 筋紡錘への神経
- 感覚神経線維Ib（腱器官から）
- 腱器官
- 錘内筋繊維
- 錘外筋繊維
- γ，IIa

〈錘外筋と錘内筋の配列と支配運動細胞〉　〈筋紡錘の拡大図〉

(名久井，1993を改変)

図12-3　筋紡錘

(3) 神経細胞の変性と再生

神経細胞は軸索切断後，一次変性，二次変性（ワーラー変性），逆行性変性をおこし，場合により再生する．

- 一次変性──神経線維切断により切断部の軸索や髄鞘(ずいしょう)が壊れてゆく．
- 二次変性（ワーラー変性）──ついで末梢側の線維が2〜3週間で壊れてゆく．
- 逆行性変性──さらに中枢側の神経細胞体にも変性がおきてくる．
- 再生──その後末梢側からは髄鞘が伸び，軸索から分岐が生じて髄鞘の中を進んでいき，線維が再生する．

12.4　シナプス伝達

　神経細胞の樹状突起や軸索（軸索末端のシナプス小頭）が他の神経細胞や筋など効果器と接続する部位をシナプスという．シナプスでは，神経伝達物質を放出して情報を伝える．筋とシナプスする場合，神経筋接合部といい，筋側は運動終板となる．

　神経細胞内で情報（活動電位）を伝えることを興奮の伝導といい，神経細胞同士や効果器（筋や腺）にシナプスをへて情報を伝えることを興奮の伝達という．シナプス伝達の特徴は，化学的伝達，一方向性，疲労しやすい，シナプス遅延がある，などである．シナプス遅延とはシナプス後膜に興奮や抑制がおきるまでに時間がかかることで，中枢神経系で2〜5ミリ秒，終板で0.5〜1ミリ秒，交感神経節で約3ミリ秒である（心筋細胞や肝細胞ではシナプスではなく細胞膜同士がギャップ結合というチャネルにより直接結びつき，電気的に情報伝達を行っている．これを電気的シナプスという．電気的シナプスでは両方向伝達が可能であり，シナプス遅延はほとんどない．腸管平滑筋細胞や眼球のガラス体上皮細胞にも電気的シナプスが存在する）．シナプス小頭は神経伝達物質を含むシナプス小胞を多数含んでいる．シナプス伝達は図12-4のように行われる．

シナプス小頭への興奮の到達：興奮がシナプス小頭に到達すると，Ca^{2+}がシナプス小頭に流入する．
神経伝達物質の放出：Ca^{2+}流入が引き金となり，シナプス小胞が末端に移動し，開口分泌により神経伝達物質を放出する．
シナプス後膜の変化：受容側の神経細胞膜（シナプス後膜）にある神経伝達物質受容体がこれを受け取り，細胞膜のイオン透過性が変化して興奮あるいは抑制がおきる．

図 12-4

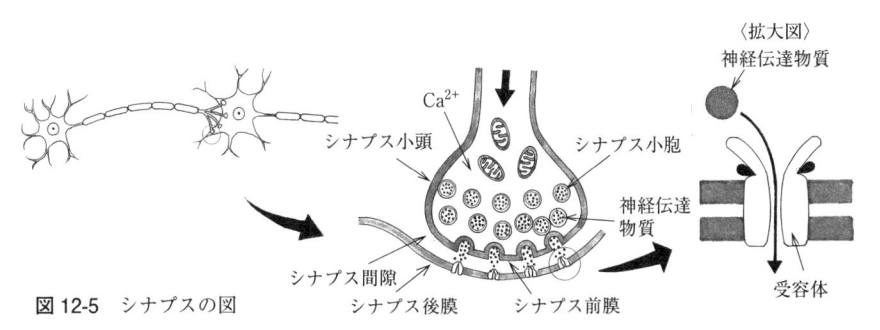

図12-5　シナプスの図

12.5　神経伝達物質とシナプス後電位

　神経伝達物質には興奮性物質と抑制性物質がある．興奮性伝達物質にはアセチルコリン，グルタミン酸，カテコールアミン（アドレナリン，ノルアドレナリン，ドーパミン），セロトニン，P物質（ザブスタンスP）などが，抑制性伝達物質にはGABA（ギャバ；γアミノ酪酸），グリシン，カテコールアミンなどがある．

(1) 神経筋接合部

　神経筋接合部は興奮性シナプスであり，伝達物質はアセチルコリン（ACh）である．神経筋接合部での興奮伝達のようすは図12-6のようである．

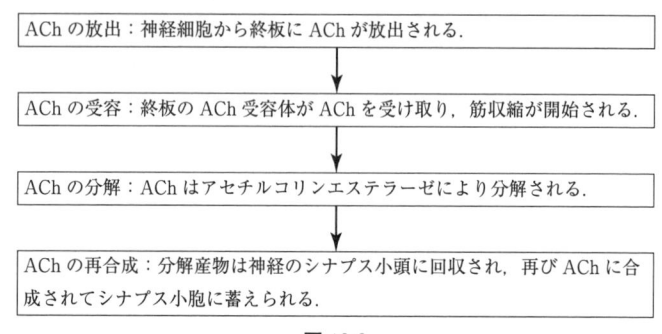

ACh の放出：神経細胞から終板に ACh が放出される．
ACh の受容：終板の ACh 受容体が ACh を受け取り，筋収縮が開始される．
ACh の分解：ACh はアセチルコリンエステラーゼにより分解される．
ACh の再合成：分解産物は神経のシナプス小頭に回収され，再び ACh に合成されてシナプス小胞に蓄えられる．

図12-6

(2) ブロック（興奮の遮断）

　興奮の伝導やシナプス伝達を遮断することをブロックといい，シナプス伝達を阻害する物質を阻害剤（インヒビター）あるいはブロック剤（ブロッカー）という．局所麻酔薬，低温，機械的圧迫による虚血状態などは興奮の伝導を遮断する．

(3) 興奮性シナプス後電位，抑制性シナプス後電位

　神経伝達物質を受けてシナプス後膜が脱分極をおこし，この電位が閾値をこえ

　コラム

　神経伝達物質と殺虫剤／インディアンが矢毒として用いていたクラーレ（d-ツボクラリン）は，アセチルコリン受容体に働いてアセチルコリンを受け取れないようにし，その結果，筋線維膜の脱分極（すなわち興奮）がおきず，筋が収縮しない．クラーレは筋弛緩剤としても使用される．殺虫剤に含まれるパラチオン（parathion）はアセチルコリンエステラーゼを非可逆的に阻害するため，アセチルコリンが分解されず，したがって筋収縮命令を出しつづけ，筋が収縮しつづけて致命的となる．パラチオンは毒性が強いので，製造使用が禁止された．

て活動電位を生じる場合，この脱分極による電位を興奮性シナプス後電位という．逆に，神経伝達物質を受けて，シナプス後膜が過分極（細胞内外の電位差が大きくなる）をおこすと刺激を受けても閾値に到達しない．すなわち活動電位が生じにくくなる．この過分極による電位を抑制性シナプス後電位という．

・興奮性シナプス後電位（EPSP）――シナプス後膜が脱分極
・抑制性シナプス後電位（IPSP）――シナプス後膜が過分極

(4) シナプス前抑制，シナプス後抑制

興奮性のシナプス小頭にシナプスして抑制するのをシナプス前抑制といい，通常の抑制性シナプスでの抑制をシナプス後抑制という．

シナプス前抑制によりシナプス小頭への Ca^{2+} の流入が 100〜200 m 秒と長く制限され，興奮性シナプス小頭からの興奮性神経伝達物質の放出が抑制される．シナプス前抑制は，おもに脊髄や内臓からの求心性線維に見られる．

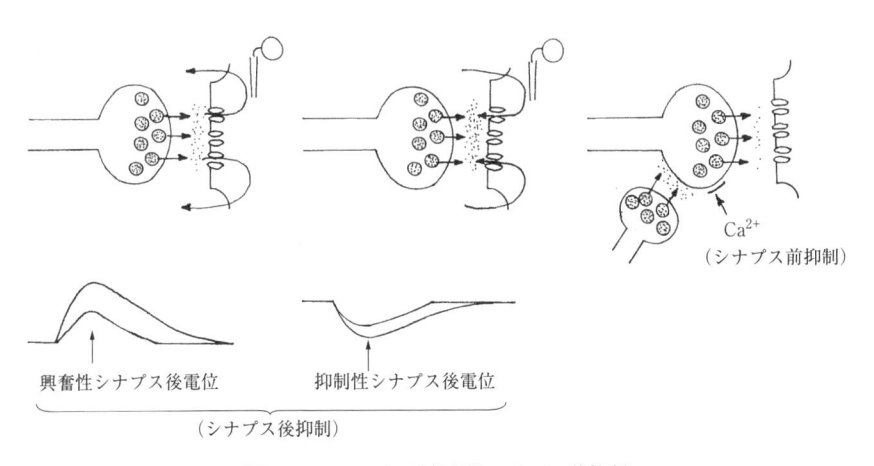

図 12-7 シナプス前抑制とシナプス後抑制

コラム

脳内伝達物質と神経症 ／ 脳や脊髄などで神経伝達物質のバランスが崩れると，精神的疾患あるいは身体的疾患をもたらすことになる．うつ病や統合失調症は神経伝達物質の異常と関係が深く，向神経薬は神経伝達物質に働きかけるものである．ドーパミンは興奮性の神経伝達物質であり，脳内の黒質でドーパミン不足となるとパーキンソン病になる．さまざまな種類のニューロペプチド（各種アミノ酸鎖からできている脳内伝達物質）は空腹，睡眠，性欲，痛覚などに関係し，その一種であるエンドルフィン（別名，内因性オピオイド）は幸福感やスポーツ時の気持ちよさ，性的絶頂感や疼痛抑制などに関係している．

12.6 シナプス伝達の可塑性

シナプス結合による興奮の変化には，時間的加重，空間的加重，発散と収束，促通(そくつう)と閉塞(へいそく)がある．

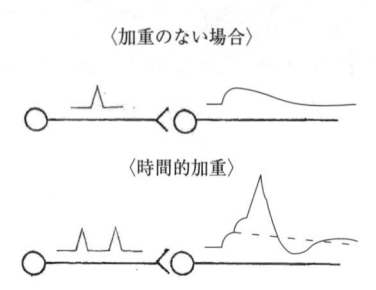

〈加重のない場合〉

〈時間的加重〉

閾値以下の EPSP を連続しておこすよう高頻度でシナプス前神経を刺激すると，EPSP が加重して活動電位が生ずる．これを時間的加重という．

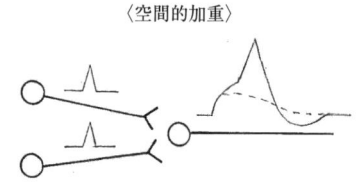

〈空間的加重〉

同じ神経にシナプスしている複数のシナプス前神経に閾値以下の EPSP を連続しておこすよう刺激すると，EPSP が加重して活動電位が生ずる．これを空間的加重という．

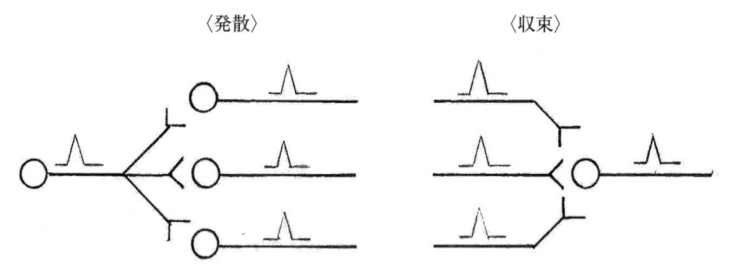

〈発散〉 〈収束〉

1つの神経が複数の神経にシナプスしているとき，情報が発散するという．逆に複数の神経が1つの神経にシナプスしているときは，情報が収束するという．

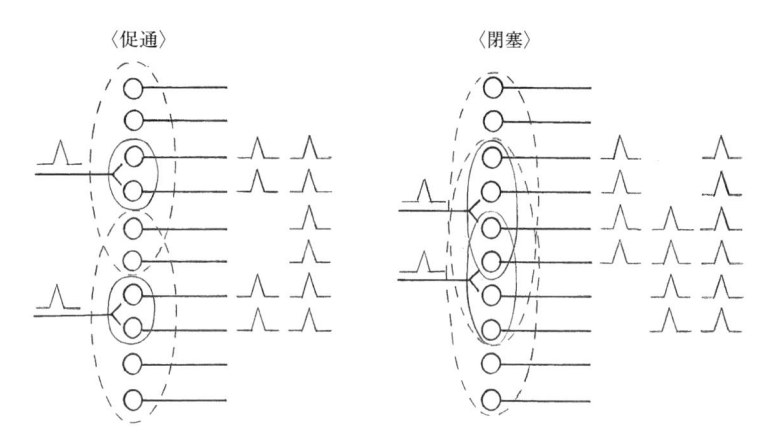

2つの神経がそれぞれ2つの神経にシナプスしているとき，空間的加重で4つ以上のシナプス後神経を興奮させた場合を促通といい（左図），2つの神経がそれぞれ4つの神経にシナプスしているとき，重複してシナプスし，8つ以下のシナプス後神経しか興奮させられない場合を閉塞という（右図）．

図12-8 時間的加重，空間的加重，発散と収束，促通と閉塞

12.7 介在ニューロンによる抑制

介在ニューロンによる抑制には,拮抗抑制,反回抑制(レンショウ抑制),側方抑制(周辺抑制),がある.

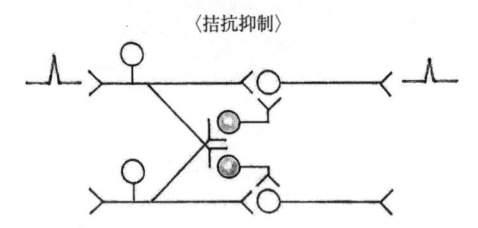

〈拮抗抑制〉

屈筋と伸筋のような拮抗筋の場合,一方の筋紡錘からの感覚神経が抑制性の介在ニューロンを介して他方の筋収縮を抑制する.これを拮抗抑制という.この神経支配を相反神経支配という.

〈反回抑制(レンショウ抑制)〉

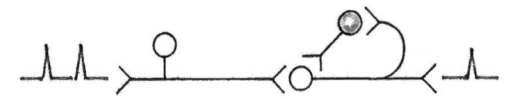

脊髄において,運動神経は自身の軸索の側枝がシナプスしている抑制性介在ニューロン(レンショウ細胞)により負のフィードバックがかかっている.運動興奮が過度にならないためのメカニズムである.これを反回抑制あるいはレンショウ抑制という.

〈側方抑制(周辺抑制)〉

1つの神経が周辺の神経に対して抑制性介在ニューロンを介して抑制をおこすことを,側方抑制あるいは周辺抑制という.感覚系のすべてのレベルに存在し,感覚を鋭敏に集約する働きをすると考えられている.

(●—< 抑制ニューロン)

図 12-9 拮抗抑制,反回抑制,側方抑制

動物性機能

第13章　中枢神経系

　脳と脊髄を合わせて中枢神経系といい，脳神経と脊髄神経を合わせて末梢神経系という．
　この章では，
　1. 脳と脊髄の基本的区分
　2. 脳の各部位の機能局在
　3. 脊髄の基本的構造と伝導経路
を解説する．
　脳神経核（中枢神経系において神経細胞体の集まりを核という）の所在や経路を知ることは，脳神経障害を理解するために必須である．本章および次の第14章は，第15章以下の感覚と運動の理解にも必須なので，関連させながら理解してほしい．

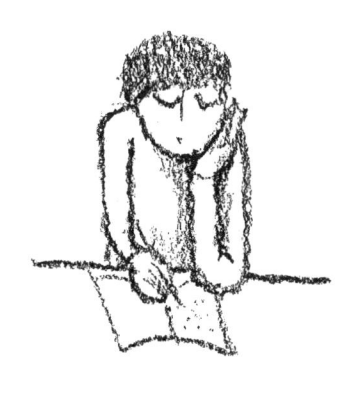

13.1 中枢神経の発生

神経系は，受精卵が囊胚期（内胚葉，中胚葉，外胚葉の三胚葉に分かれる段階）に，上側（動物極）の外胚葉から生じる．すなわちここに溝ができ（神経溝），溝の両側が盛り上がり（神経堤），神経堤が合わさり神経管ができる．この段階で，この部位が3つの塊（前脳，中脳，菱形脳）とそれに続く細い棒状の隆起（脊髄）となり，これが中枢神経系となる．ここから軸索が伸びたものが，末梢神経（脳神経と脊髄神経）である．

前脳，中脳，菱形脳からは**表13-1**のように分化する．

表13-1 脳の発生段階

脳	前脳	大脳（終脳，大脳半球）	大脳皮質，大脳基底核
		間脳	視床，視床下部
	中脳		
	菱形脳	橋，延髄，小脳	
脊髄	頸髄，胸髄，腰髄，仙髄		

大脳と小脳を除いた部位を脳幹という（間脳を入れない場合もある）．

大脳皮質は，灰白質（神経細胞体）と白質（軸索のシュワン鞘により白く見える）に分けられる．

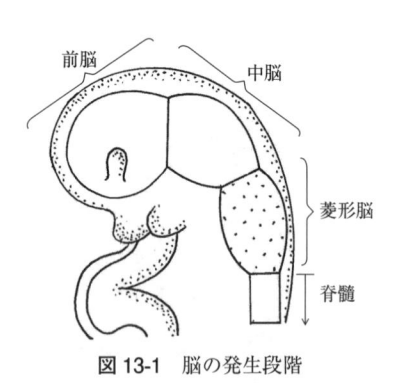

図13-1 脳の発生段階

13.2 大脳

　大脳は，皮質と髄質（大脳基底核）に分かれる．
　大脳皮質は，回（大脳回）と溝（大脳溝）により区分される（**図 13-2**）．すなわち，大きく前頭葉，頭頂葉，側頭葉，後頭葉に分けられる．言語は左脳で営まれる．大脳の最高機能は高次脳機能で，さまざまな精神性（芸術性，文学性，音楽性，創造性，想像力）や，判断力，計算能力，情報整理能力，論理性，言語能力，記憶などを司る．そのため，脳血管障害やアルコール中毒などになると，高次脳機能障害（失認，失語など）をひきおこす．

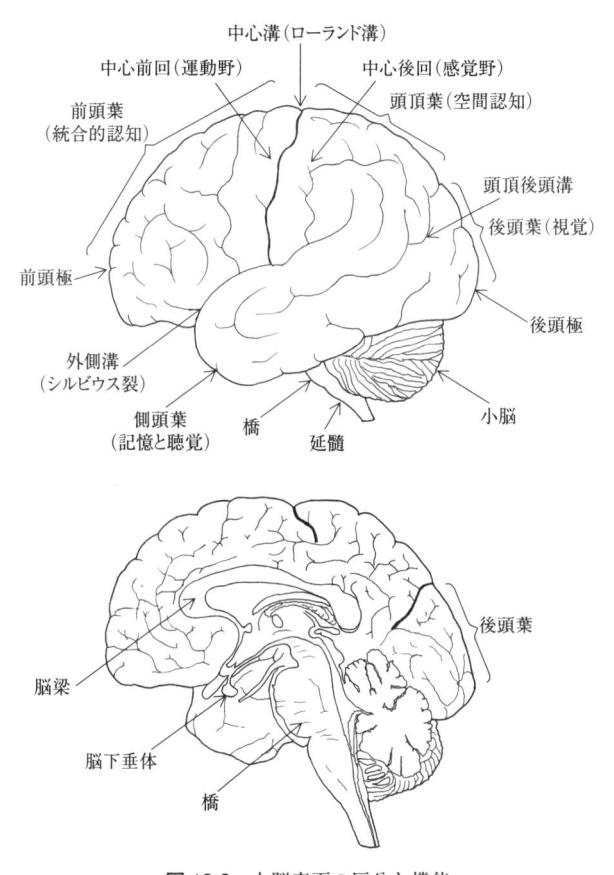

図 13-2　大脳表面の区分と機能

図13-3 運動野と体性感覚野

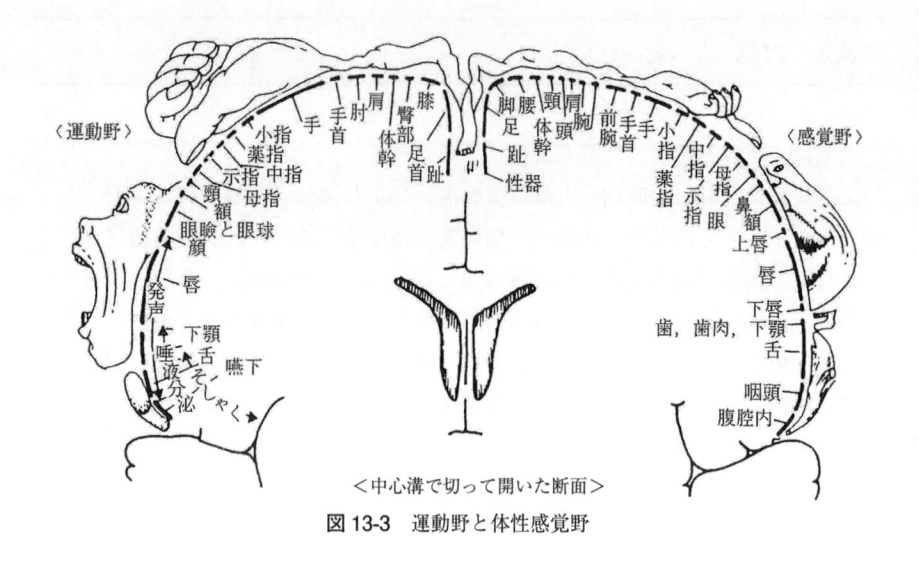

　大脳皮質の灰白質は，組織学的に新皮質，古皮質，旧皮質に分けられる．古皮質と旧皮質を合わせて大脳辺縁系という．ヒトの大脳はほとんど新皮質であり，大脳辺縁系はわずかである．新皮質は六層構築が特徴で，大脳辺縁系には六層構築がない．

(1) 大脳新皮質

　大脳新皮質の溝で区分された領域を回といい，特定の機能をもち，これを機能局在という．しかし，情報は皮質下白質の線維により各連合野に送られ，そこで判断，記憶，創造などのさらに高度な知的機能が営まれる．脳には一側優位性（機能分化）が見られ，こまかな運動に関しては，約90％が左脳優位である．

(2) 大脳辺縁系

　広義には，古皮質，旧皮質に該当する帯状回，海馬，扁桃体，視床下部を合わせて大脳辺縁系という．大脳辺縁系は，嗅覚，摂食行動，性行動，原始記憶など生存に必須の機能（本能）を司り，またそれにより生起する原始的な怒りや喜びなどの情動を生む．下等な動物ほど大脳辺縁系の領域が大きい．

(3) 大脳基底核

　大脳基底核は，不随意運動の神経線維の通り道（錐体外路）にある中継場所である．随意運動の神経線維の通り道は，中心前回（運動野）から延髄の錐体を通過する錐体路を形成している．

大脳基底核には，尾状核，被殻，淡蒼球，視床下核（ルイス体），中脳の赤核と黒質がある．尾状核と被殻を線条体，淡蒼球と被殻をレンズ核という．尾状核の病変で舞踏病，黒質の病変（ドーパミン分泌不足）でパーキンソン病がおきることが知られている．

(4) 投射線維，連合線維，交連線維

皮質下の白質（軸索線維）には，投射線維，連合線維，交連線維がある．

- 投射線維——皮質の各領域と皮質下核や脊髄を結ぶ．体内各部の感覚と運動に対応している．
- 連合線維——同側半球内の皮質を結ぶ．
- 交連線維——左右半球間の皮質を結ぶ．

交連部位は，脳梁，前交連，後交連，海馬交連，手綱交連とよばれる．

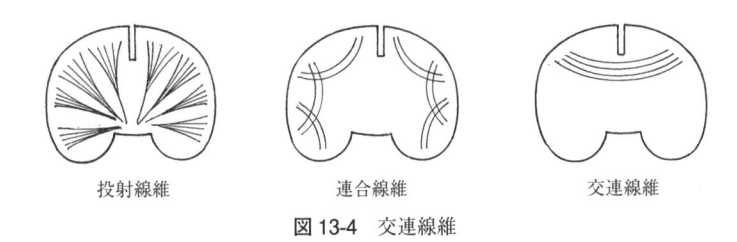

図 13-4　交連線維

(5) 脳波

脳波（EEG）とは，脳の活動電位を記録したものである．脳は神経細胞の塊であるから，脳全体の活動電位を脳波として頭皮表面から測定できる．

脳波はその周期により**表 13-2**のように分類される．脳波は，年齢によっても変化し，若いほど周波数が低く（徐波）高振幅，高齢になるとやはり徐波化する．また疲労によっても徐波化する．

表 13-2　脳波

名称	特徴	出現期
α 波	大振幅で周波数の低い波 8〜12 Hz，20〜50 μV	安静時，閉眼時，睡眠時
β 波	小振幅で周波数の高い波 14〜40 Hz，10 μV	開眼時，覚醒時，精神的興奮時
θ 波	4〜8 Hz	成人の入眠期，幼児では覚醒時にも見られる
δ 波	0.3〜3 Hz	深い睡眠時

(6) 脳波と睡眠

睡眠には，レム（REM：rapid-eye-movement）睡眠とノンレム睡眠がある．

ノンレム睡眠は，睡眠の深さによりⅠ期（入眠期），Ⅱ期（軽睡眠期），Ⅲ期（中等度睡眠期），Ⅳ期（深睡眠期）の4期に分けられる．レム睡眠は深い睡眠中にもかかわらず，脳波は睡眠Ⅰ期の脳波に類似した低振幅のさまざまな周波数の波が混在する．レム睡眠は逆説睡眠，パラドキシカル睡眠（パラ睡眠）ともいい，成人では全睡眠の約20％を占める．レム睡眠時には急速な眼球運動が見られ，抗重力筋の緊張が低下し，心拍数増加や呼吸促進が見られ，夢を見ていることが多い．

レム睡眠は，入眠から70〜90分後に現れる．持続時間は，睡眠の前半では短く5〜10分であるが，後半になると長くなる（20〜40分）．また，約90分の周期で一夜に4〜5回のレム睡眠が現れる．脳波上では低振幅のθ波が見られる．

ヒトの睡眠は，まずノンレム睡眠から始まる．深睡眠は睡眠の前半に多く，後半になると次第に減少する．入眠期ではα波が次第に減少し，低振幅のさまざまな周波数の波が混在するようになりθ波が現れる．θ波は前頭葉や頭頂葉で著明である．軽睡眠期では，脳波は全体として平坦化し，12〜14 Hz，20 μV以上の紡錘波が頭頂葉に出現する．また，K複合とよばれる高振幅の2〜3相の突発波の徐波が全領域に時々現れる．中等度睡眠期と深睡眠期は，周波数3 Hz以下，75 μV以上の高振幅徐波（δ波）が20〜50％出現する時期をⅢ期とし，50％以上出現する時期をⅣ期とする．

13.3 脳幹（＝(間脳)＋中脳＋橋＋延髄）・小脳

12対の脳神経（Ⅰ～ⅩⅡ：第14章参照）の核は，中脳（Ⅲ，Ⅳ），橋（Ⅴ，Ⅵ，Ⅶ，Ⅷ），延髄（Ⅸ，Ⅹ，ⅩⅠ，ⅩⅡ）にある．Ⅰ（嗅神経），Ⅱ（視神経）の第一次神経細胞はそれぞれ嗅上皮，網膜にある．

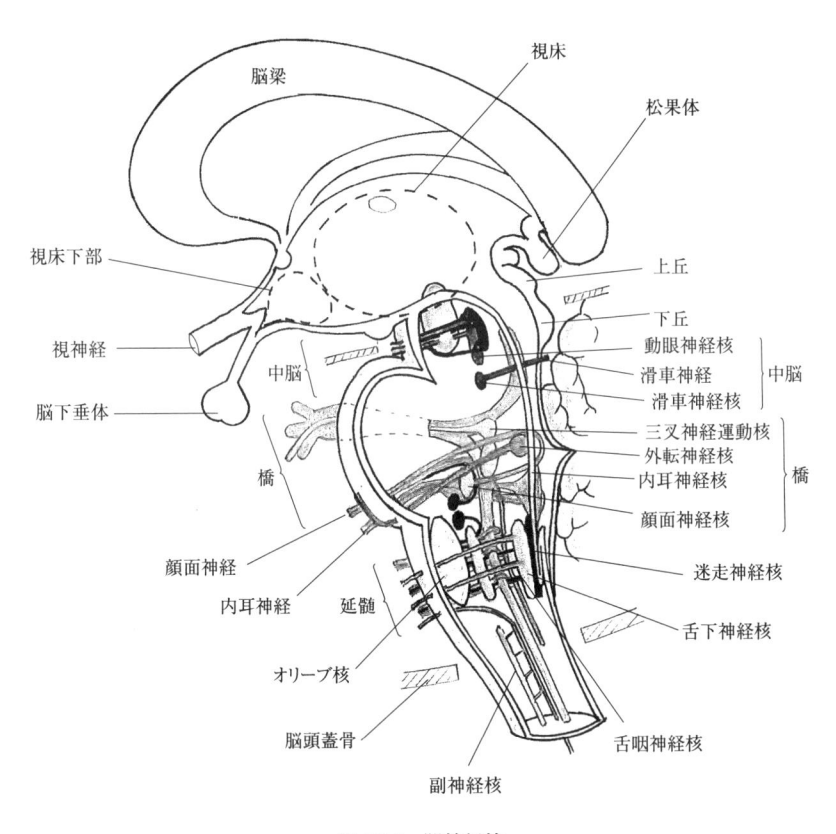

図13-5 脳神経核

中脳は，中脳蓋（上丘，下丘），被蓋，大脳脚底に分けられる．上丘には，対光反射，輻輳（ふくそう）反射の中枢がある．下丘には，聴覚の中継核がある．被蓋には，内側毛帯，外側毛帯，網様体の投射線維が走る．被蓋の赤核は無意識運動と姿勢制御を行う．大脳脚底には黒質があり，ドーパミンを産出し，大脳基底核に送り，運動制御を行っている．

橋（きょう），延髄には，生命維持に不可欠な次の中枢が存在する．

心臓血管中枢（心臓中枢，血管運動中枢），咳やくしゃみ反射の中枢，嚥下・嘔吐の中枢，呼吸中枢（吸息中枢，呼息中枢），涙や唾液分泌中枢，顎反射や眼瞼反射の中枢．

橋は，橋底部（腹側），被蓋（背側），中小脳脚に分けられる．

随意運動の遠心性線維（皮質脊髄路）は延髄下端の錐体で交叉する．これを錐体交叉という．

脳幹網様体には網様体賦活系があり，意識（覚醒）レベルを調節している．

間脳は第三脳室を囲む大脳髄質であり，視床，視床上部，視床腹部，視床下部からなる．

視床はシナプスが行われる情報の中継所である．すなわち，すべての体性感覚の最終的中継核（感覚神経→視床→感覚野）であり，すべての随意運動の最初の中継核（運動野→視床→脊髄の運動神経）である．また，視床核は特殊核（特定の皮質に対応）と非特殊核（皮質と広く結合）に分けられる．非特殊核は意識レベルに関係する網様体賦活系である．

視床下部は自律機能の高位中枢（本能，情動の中枢）であり，ホルモンを産生して脳下垂体に送っている．視床下部には次の本能的行動の中枢がある．

体温調節中枢，摂食中枢，満腹中枢，飲水中枢，性行動中枢，日周期性．

小脳は第四脳室をおおい，左右の小脳半球と中央の虫（ちゅうぶ）部からなる．小脳は，上，中，下の小脳脚で脳幹と連絡しており，組織的には皮質と白質からなる．皮質にはプルキンエ細胞，ゴルジ細胞が，白質には小脳核がある．小脳核には歯状核，室頂核，栓状核，球状核がある．

小脳は，固有感覚，平衡感覚の入力を受け，姿勢制御，随意運動調節を行う．小脳に障害が生じると，平衡障害，筋緊張障害，協同筋や拮抗筋の協調運動が困難になるなど，さまざまな運動障害をおこす．小脳は反射運動（スポーツ，楽器演奏，職人技）の中枢である．

13.4 脊髄

脊髄は灰白質(かいはく)(神経細胞体)と白質(はく)(有髄線維)からなり,伝導路(脳と末梢神経を結ぶ経路)と反射中枢がある.脊髄反射は無意識(上位脳への連絡より速く)に行われる.受容器→求心性神経(感覚神経)→遠心性神経(運動神経)→効果器からなる経路を反射弓という.1本の感覚神経と1本の運動神経からなる反射を単シナプス反射という.

感覚神経・(感覚情報)は後根から入り,運動神経(運動命令)は前根から出る.これをベル・マジャンディーの法則という.

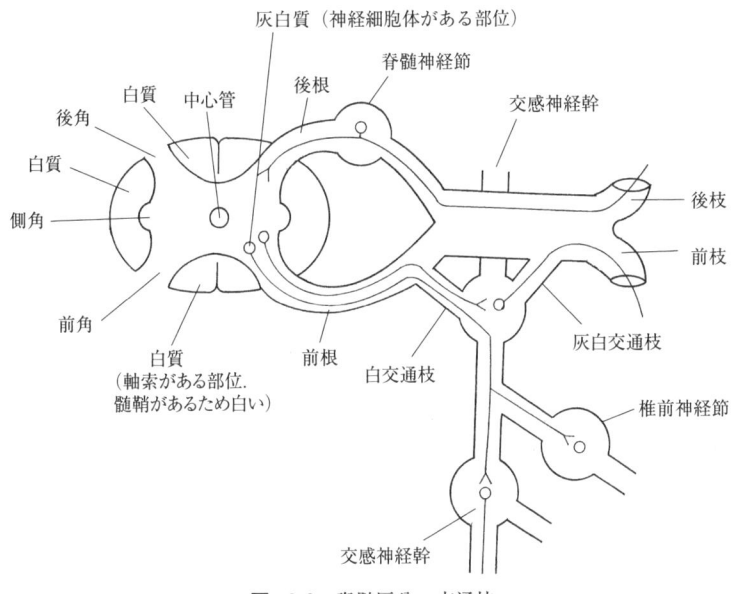

図 13-6 脊髄区分,交通枝

表 13-3 脊髄の伝導路と反射

伝導路	上行性(感覚性)伝導路	脊髄視床路,後索路
	下行性(運動性)伝導路	錐体路(随意運動),錐体外路(不随意運動)
反射	体性反射	伸張反射,屈曲反射
	内臓反射(自律神経反射)	血圧や心拍数に関する反射,ベインブリッジ反射など

伸張反射とは，骨格筋をすばやく引き伸ばしたとき，筋中の筋紡錘が興奮し，求心性インパルスが反射弓をへて同一筋を収縮させる反射である（例：膝蓋腱反射，下顎張反射）．

　屈曲反射とは，強いあるいは侵害性の刺激が皮膚に加えられると，手足を屈曲させるなど，刺激からその部位を遠ざける反射である．

動物性機能

第14章　末梢神経系

　脳と脊髄を合わせて中枢神経系，脳神経と脊髄神経を合わせて末梢神経系という．

　また末梢神経系は，機能により体性神経と自律神経に分けられ，体性神経は運動神経（遠心性）と感覚神経（求心性）に，自律神経は交感神経と副交感神経に分けられる．

　この章では，
1. 脳神経および脊髄神経の名称と働き
2. 自律神経の働き

について解説する．

　脳神経と脊髄神経の支配領域と機能についてしっかり理解してもらいたい．

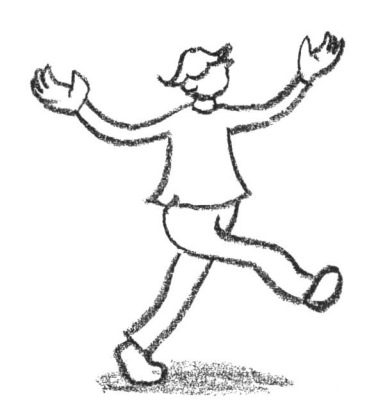

14.1 末梢神経系の分類

末梢神経系は次のように分けられる．
- 体性神経系——運動神経（遠心性）と感覚神経（求心性）
- 自律神経系——交感神経と副交感神経（すべて遠心性である）

(1) 脳神経

脳神経は12対あり，Ⅰ～Ⅻまでのローマ数字で表す．脳神経には，運動性，感覚性，自律性（副交感神経）機能にかかわる神経線維のいずれかが含まれる．Ⅴ，Ⅶ，Ⅸ，Ⅹが感覚神経と運動神経をもつ．Ⅲ以降は第一次神経元が脳内にある．

表 14-1 脳神経

名称	感覚性か運動性か	作用
Ⅰ：嗅神経	感覚神経	嗅覚（第一次神経は嗅上皮にある）
Ⅱ：視神経	感覚神経	視覚（第一次神経は網膜にある）
Ⅲ：動眼神経	運動神経，自律神経（副交感神経）	外眼筋（上斜筋と外転筋以外）による眼球運動
Ⅳ：滑車神経	運動神経	上斜筋の収縮
Ⅴ：三叉神経	運動神経，感覚神経	口腔粘膜，歯，頭皮，顔面の感覚，咀嚼筋などの運動
Ⅵ：外転神経	運動神経	外側直筋の収縮
Ⅶ：顔面神経	運動神経,感覚神経,自律神経(副交感神経)	表情筋の運動，涙腺，顎下腺，舌下腺の分泌，舌の前2/3の味覚
Ⅷ：内耳神経	感覚神経	聴覚と平衡覚
Ⅸ：舌咽神経	運動神経,感覚神経,自律神経(副交感神経)	舌の後1/3の味覚，咽頭筋の収縮，耳下腺の分泌
Ⅹ：迷走神経	運動神経,感覚神経,自律神経(副交感神経)	内臓感覚，喉頭筋と内臓運動，内臓における分泌
Ⅺ：副神経	運動神経	僧帽筋，胸鎖乳突筋の収縮
Ⅻ：舌下神経	運動神経	舌の運動

(2) 脊髄神経

脊髄神経は 31 対あり，表 14-2 のように分類され，図 14-1 に示すような各皮節の感覚と対応する筋節の運動を支配する．すなわち，脊髄神経は頭部前半（三叉神経支配）以外の全身皮膚感覚と，骨格筋を支配する．

表 14-2 脊髄神経

頸神経（C）8 対	C1：後枝の後頭下神経は深項筋上部を支配（皮膚を支配しない） C2：大後頭神経は頭部後面の感覚神経 C3–C8
胸神経（Th）12 対	Th1–Th12
腰神経（L）5 対	L1–L5
仙骨神経（S）5 対	S1–S5
尾骨神経（Co）1 対	Co1

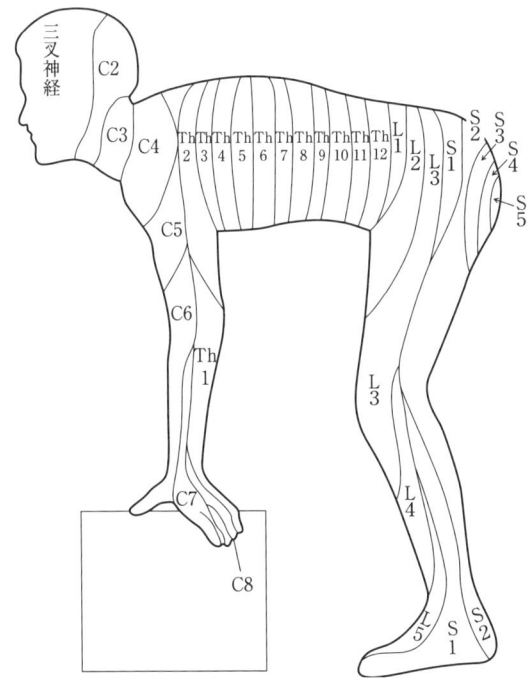

図 14-1 皮膚節と筋節

14.2 自律神経系

自律神経系は植物神経系ともよばれ，交感神経系（体に対して活動的に作用）と副交感神経系（体に対して抑制的に作用）の2系統からなる．自律神経は植物性機能を調節し，恒常性を維持する．その特徴は，自律性，二重支配，拮抗支配，持続支配である．自律神経系は，必ず神経節を通り，節前線維から節後線維へシナプスするという構成になっている．

〈交感神経〉

　ACh　　　　　　NA
○—＜○—————＜　内臓，血管

　ACh　　　　　ACh
○—＜○—————＜　汗腺，立毛筋，皮膚，筋の血管

　ACh
○—＜○　副腎髄質（節後線維の細胞体だけとなったもの）

〈副交感神経〉
○—————＜○—＜　内臓，腺
　　　　ACh　　ACh

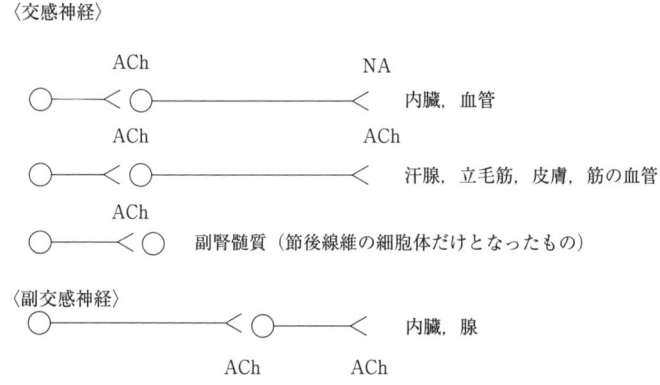

図14-2 自律神経の伝達物質

自律神経の伝達物質には，アセチルコリン（ACh）とノルアドレナリン（NA）がある．なお，アセチルコリンを放出する線維をコリン作動性線維，ノルアドレナリンを放出する線維をアドレナリン作動性線維という．

表14-3 自律神経の伝達物質と受容体

	伝達物質	受容体
コリン作動性線維	アセチルコリン	ニコチン受容体（自律神経節，神経筋接合部に存在する），ムスカリン受容体（副交感神経の効果器全般に認められる）
アドレナリン作動性線維	ノルアドレナリン	α 受容体（末梢血管や神経終末部に存在する），β 受容体（心臓，気管支などに存在する）

自律神経のおもな効果器に対する作用は**表 14-4**のようである．

表 14-4　自律神経の作用

器官名（効果器名）		交感神経	副交感神経
眼	瞳孔	散瞳（瞳孔散大筋）	縮瞳（瞳孔括約筋）
	毛様体筋	弛緩（遠くを見る）	収縮（近くを見る）
涙腺		—	分泌促進
唾液腺		粘性唾液少量分泌	漿液性唾液多量分泌
気管, 気管支		拡張	収縮
心臓		心拍数増加	心拍数減少
		心筋収縮力増大	心筋収縮力減少
血管		収縮	拡張
消化管運動		抑制	促進
消化管分泌		抑制	促進
肝臓		グリコーゲン分解	グリコーゲン合成
膀胱		膀胱壁の弛緩, 膀胱括約筋の収縮	膀胱壁の収縮, 膀胱括約筋の弛緩
汗腺		分泌促進	—
立毛筋		収縮	—
皮膚血管		収縮	—
骨格筋内血管		拡張	—

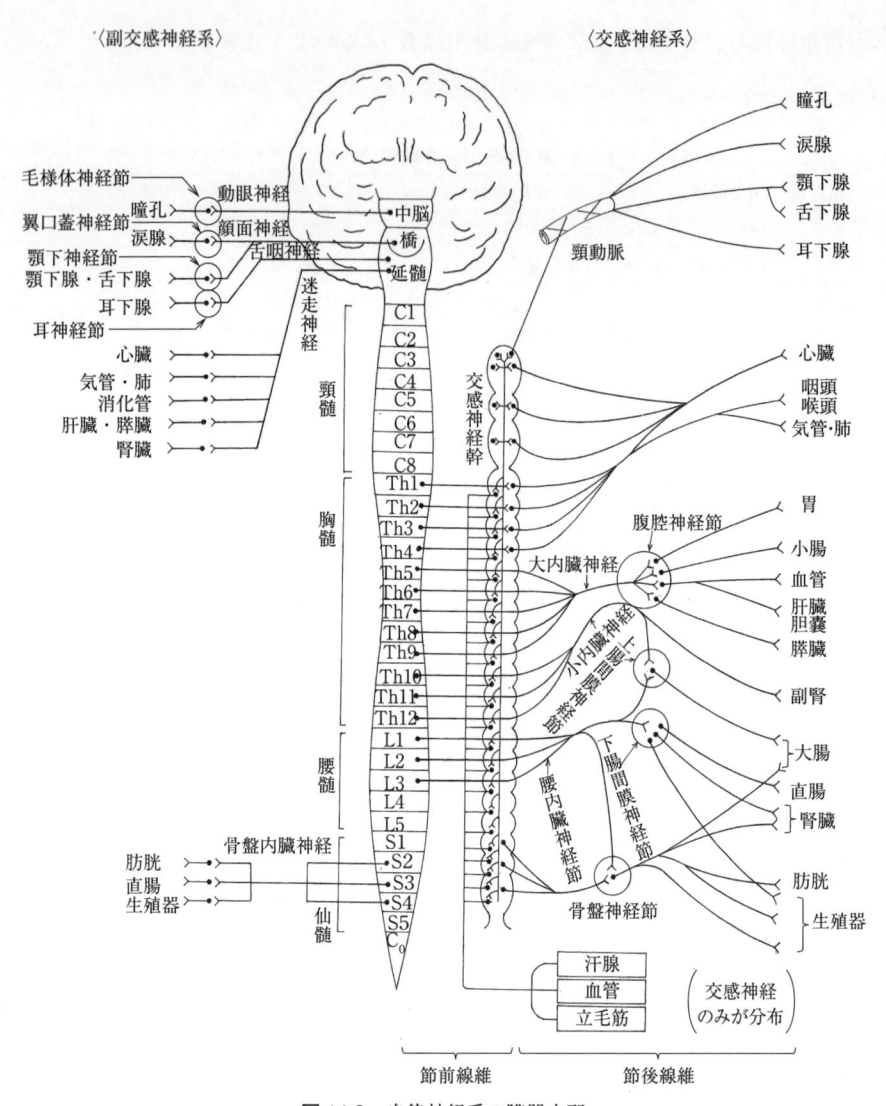

図14-3 自律神経系の臓器支配

動物性機能

第15章　感覚系

　感覚には，体性感覚，内臓感覚，特殊感覚がある．
この章では，まず，
　1. 感覚の概要
　2. 皮膚感覚
　3. 深部感覚・内臓感覚・痛覚
　4. 関連痛
について解説したあと，特殊感覚として，
　5. 嗅覚　　6. 味覚　　7. 視覚　　8. 聴覚　　9. 平衡覚
を解説する．
　一般に感覚というと広義の感覚を意味するが，狭義の感覚とは，刺激を受けた神経細胞が興奮した状態をいい，知覚，ついで認知と，脳内で処理されてゆく．

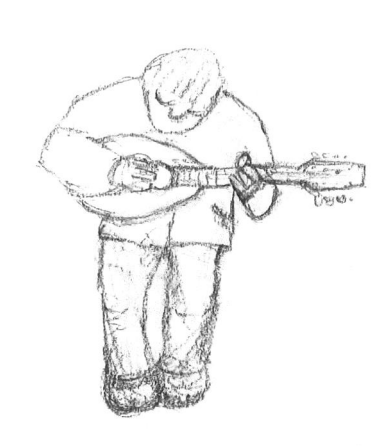

15.1 感覚の分類

(1) 感覚の分類

感覚には，体性感覚，内臓感覚，特殊感覚がある．体性感覚には，皮膚感覚（触覚，圧覚，温覚，冷覚，痛覚）と深部感覚（筋，腱（けん），関節，骨膜からの感覚）がある．内臓感覚とは，体内臓器からの感覚である．特殊感覚とは，視覚，聴覚，平衡覚，嗅覚，味覚のことである．

表 15-1　感覚の分類

体性感覚	皮膚感覚	触覚，圧覚，温覚，冷覚，痛覚
	深部感覚（深部固有感覚・深部痛覚）	筋，腱，関節，骨膜からの感覚
内臓感覚	臓器感覚	渇き感，空腹感，便意，尿意など
	内臓痛覚	腹痛など
特殊感覚	視覚，聴覚，平衡感覚，嗅覚，味覚	

（注）すべての刺激は過度になると痛覚となるが，これは痛覚のみがもつ特徴である．

(2) 適当刺激（最適刺激，適合刺激）

適当刺激とは，感覚受容器に対応した刺激のことであり（視覚では光，聴覚では音），適当刺激が閾値（しきいち）（いきち，ともいう）をこえると感覚が生ずる．

(3) 感覚，知覚，認知

感覚受容器で受け取られた情報（一次感覚神経の興奮，これを狭義の感覚という）は，ついで脳内の中枢で処理され（刺激の内容が何であるかの同定，時間的内容，強度について把握される．これを知覚という），さらに他の記憶などと合わせて把握される（これを認知という）．

(4) 順応

刺激が継続すると，感覚が低下（活動電位の発生頻度が低下）することがあり，これを順応（じゅんのう）という．嗅覚や圧覚は順応しやすいが（例：眼鏡をかけていることを忘れる），痛覚は順応しない．

15.2 皮膚感覚

　皮膚感覚の受容器は真皮にある．まれに自由終末が表皮に伸びることがあり，触覚（痒み）を感知する．
　表15-2に示す5つの感覚受容器は，刺激が弱いと触覚，強いと圧覚となる．表には自由神経終末も載せている．この感覚受容器には，順応の速いもの（FA）と遅いもの（SA）がある．温冷覚は自由終末で感じる．表では皮膚の浅い順に示してある．

表15-2　皮膚感覚器官

自由神経終末	主として痛覚と温冷覚	SA
マイスナー小体	無毛部（指の腹面，手掌，足底，口唇）の真皮乳頭部に密に存在．有毛部にはない．触覚，振動覚	FA
メルケル触盤	手掌に多いが，有毛部にも触覚盤を形成している．触覚	SA
ルッフィーニ終末	持続的な皮膚変位に反応．圧覚	SA
柵状神経終末	毛嚢に巻きつき毛根の傾きに反応．	
パッチーニ小体	真皮下層にあり，加速度的刺激に反応．	FA

（注）FA：fast adapting，SA：slow adapting

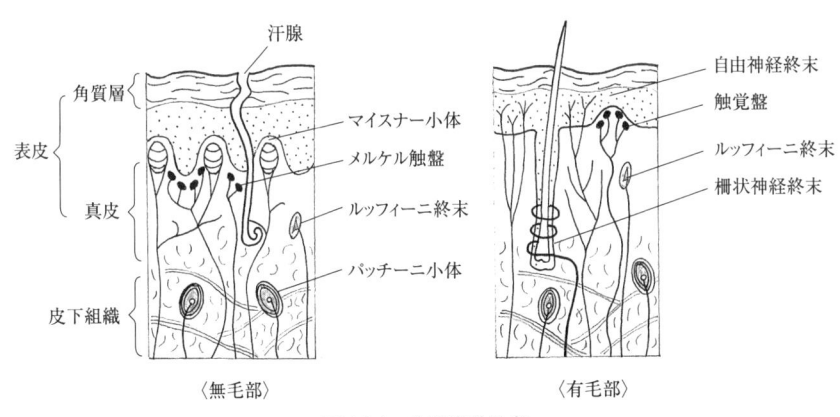

図15-1　皮膚感覚器官

皮膚感覚の生じる点を感覚点といい，触点，圧点，温点，冷点，痛点がある．

表15-3 皮膚の感覚点の密度

痛点	$100 \sim 200/cm^2$
触圧点	数$10 \sim 100/cm^2$（指先は密，背部などで粗）
温冷点	$1 \sim 10/cm^2$（指先は密，背部などで粗）

2点の刺激を2点と感じる距離を2点識別閾という．温覚は1種類，冷覚は2種類ある（絶対値に対応する冷覚と温度変化の速さに対応する冷覚）．また，冷覚は触覚により増強される．寒冷時，揉み手をすると冷感覚が増強されて体温調節中枢（視床下部）に伝えられる．

体性感覚は大脳新皮質の中心後回で認知しているため，実際に四肢先端が失われていても，その部位の痛みとして認知することがある（幻肢痛）．脳で感じる感覚（知覚や認知）が当該箇所に投射されているためである．

体性感覚の種類により，脊髄視床路は異なる．

表15-4 体性感覚の脊髄視床路

感覚の種類	経路
四肢，体幹からの温冷痛覚	四肢，体幹からの温冷痛覚→後角→（交叉）→対側前角→外側脊髄視床路→視床VPL（後外側腹側）核→（内包）→体性感覚野（中心後回）
四肢，体幹からの圧覚，粗触覚	四肢，体幹からの圧覚，粗触覚→後角→（交叉，一部同側）→対側前角→前脊髄視床路→視床VPL（後外側腹側）核→（内包）→体性感覚野（中心後回）
四肢，体幹からの固有覚（筋，腱，関節からの情報），識別性触覚（立体認知，振動覚）	四肢，体幹からの固有覚（筋，腱，関節からの情報），識別性触覚（立体認知，振動覚）→後角→脊髄後索（楔状束,薄束）→延髄（楔状束核,薄束核）→（交叉）→内弓状線維→内側毛帯→視床VPL（後外側腹側）核→（内包）→体性感覚野（中心後回）

15.3 深部感覚,内臓感覚,痛覚

(1) 深部感覚
深部感覚は,筋,腱,関節,骨膜からくる感覚であり,深部固有感覚(振動感覚,位置感覚,運動感覚,疲労感)と深部痛覚がある.

(2) 内臓感覚
内臓感覚には,臓器感覚と内臓痛覚がある.

臓器感覚(基本的な欲求の表れであるため,原始感覚ともいわれる)には飢餓,渇き,悪心,嘔吐,便意,尿意,性欲などがあるが,内臓痛覚は一般に発生場所が不明確であるため,不快感や不安感をひきおこす.

(3) 痛覚
痛覚には急性痛と慢性痛がある.急性痛は侵害刺激による警告である.慢性痛は病的状態であり,神経因性疼痛と心因性疼痛があり,双方とも鎮痛薬で抑えにくい.

表15-5 痛覚

痛覚	急性痛	速い痛み(鋭い痛み)	刺激部位が明確に知覚でき,刺激がなくなれば消失する.	$A\delta$ 線維が伝える.
		遅い痛み(鈍い痛み)	発痛場所が広く感じられ,緩やかに消失する.	C線維が伝える.
	慢性痛	神経因性疼痛 心因性疼痛		

15.4 関連痛

　内臓に疾患があるとき，その痛みが内臓ではなく，ある特定の皮膚に生じる．これを関連痛という．たとえば歯に疾患があるとき，痛みが歯に現れず，頭部や顔面の皮膚に現れたり，狭心症発症時の胸部から上腕部にかけて強い痛みが生じたりする．

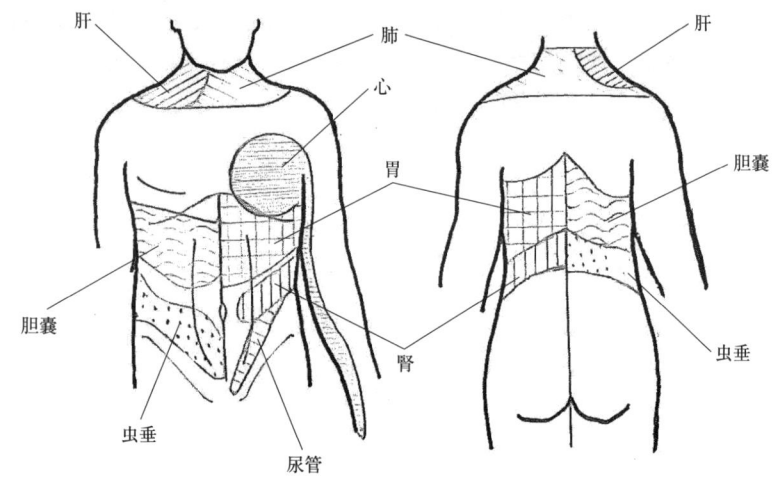

図 15-2　関連痛の現れる部位

15.5 嗅覚

　匂い物質は，嗅粘膜に露出している嗅細胞（一次感覚神経）の嗅糸にある受容蛋白質と結合して刺激となる（受容蛋白質が匂い物質と結合すると，G蛋白を介してcAMPが増加し，Na^+チャンネルを開き，細胞膜が脱分極し，スパイクが発生する）．

　受容蛋白質がなければその物質を嗅げず，嗅盲（アノスミア）となる．受容蛋白質の存否，すなわち嗅盲は遺伝する．匂い刺激の強度に対する頻度分布（度数）をとると二峰性となる．濃くないと嗅げない群が受容蛋白質をもたない群であり，嗅盲群である．すべての人が何らかの嗅盲物質をもつ．また，すべての物質に必ず嗅盲の人がいる．カーネーションの花の匂いや牛乳の腐った匂い（乳酸臭）などには，嗅盲の人が多い．

　嗅細胞は約2 000万個あり，1つの嗅細胞から約10本の嗅糸が出ている（嗅糸は嗅上皮の粘膜に出ている．神経が直接体外に出ているのはここだけ）．

　嗅覚は，図15-3の注に示す一次中枢で認知され，海馬を通り（原始記憶に関係），最終的には視床下部にいたって情動を生起するため，アロマセラピーや生理的に不快な臭いが存在することになる．なお，揮発性の強い匂いの場合には，口腔鼻腔の三叉神経も刺激される．

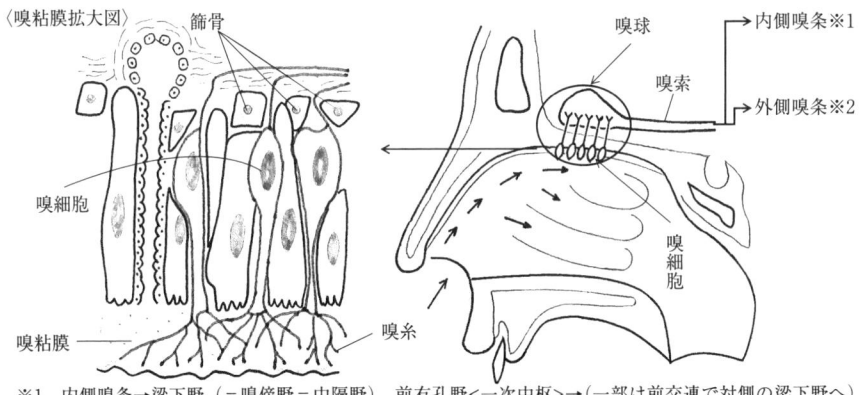

※1　内側嗅条→梁下野（＝嗅傍野＝中隔野），前有孔野<一次中枢>→（一部は前交連で対側の梁下野へ）
　　 →視床下部
※2　外側嗅条→鉤皮質，扁桃体→
　　・分界条→視床下部
　　・海馬→脳弓→乳頭体（視床下部）→乳頭視床路→視床前核→帯状回

図15-3　嗅覚伝導路

15.6 味覚

　水溶性物質が味覚受容器である味蕾の味細胞（一次感覚神経）を刺激して味覚が生じる．味覚は，顔面神経（舌の前 2/3）と舌咽神経（舌の後 1/3）が伝える（咽頭粘膜などでは迷走神経も関与する）．その他，噛みごたえや舌触りも味覚に影響する）．

　味覚物質は味蕾の味細胞（一次感覚神経）を脱分極させる．基本味は，甘味，酸味，苦味，塩味（以上が古典的なヘニングの味の正四面体）に旨味を加えた 5 つであり，旨みはイノシン酸やグルタミン酸ナトリウムなどアミノ酸による味である．

　味蕾は約 5 000 個あり，茸状乳頭（舌前部）に 30％，葉状乳頭（舌後縁部）に 30％，有郭乳頭（舌根部）に 40％ある．茸状乳頭（舌前部）の味蕾には顔面神経の鼓索枝である舌神経が分布し（顔面神経麻痺で味覚が変わる），葉状乳頭と有郭乳頭（舌後半）の味蕾には舌咽神経の舌枝が分布する．味蕾は咽頭や喉頭（迷走神経の咽頭枝が支配），軟口蓋（顔面神経の大浅錐体神経が支配）にもある．

　しかし，脳で認知される「味」は，嗅覚と味覚と触感と記憶による総合認知によるものである．とくに嗅覚の関与は大きく，熱い食べ物は匂い物質をたくさん揮発しておいしいと感じる（ご馳走とは走ってもってくること）．嗅盲同様に味盲もある．

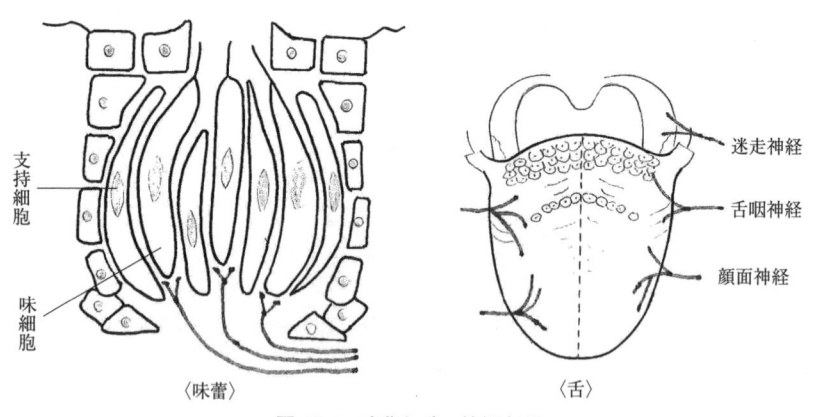

図 15-4　味蕾と舌の神経支配

15.7 視覚

　視覚の機能には，形態覚（形を見る），色覚（色を見る），運動覚（動きを見る）がある．運動覚の能力を運動視（能力），動体視力ともいう．可視領域は 380 nm（3 800 Å）〜 760 nm（7 600 Å）である．

(1) 眼球構造

　眼球には眼軸と視軸がある．眼軸は角膜と水晶体（レンズ）の中心を通る軸であり，視軸は水晶体の中心と中心窩を結ぶ直線である．

　眼房水は毛様体で分泌され，シュレム管を通り静脈に回収される．眼房水の回収が悪くなると眼圧が高くなり，そのために視神経が圧迫されて緑内障（あおそこひ）となる．白内障（しろそこひ）はレンズの濁りによる視力障害であり，人工レンズの装着により治療できる．

　涙腺から分泌された涙は，角膜前面を潤して涙鼻管から鼻腔に出る．
　眼瞼粘膜にあるマイボーム腺からの脂肪（目脂）が角膜前面を保護する．

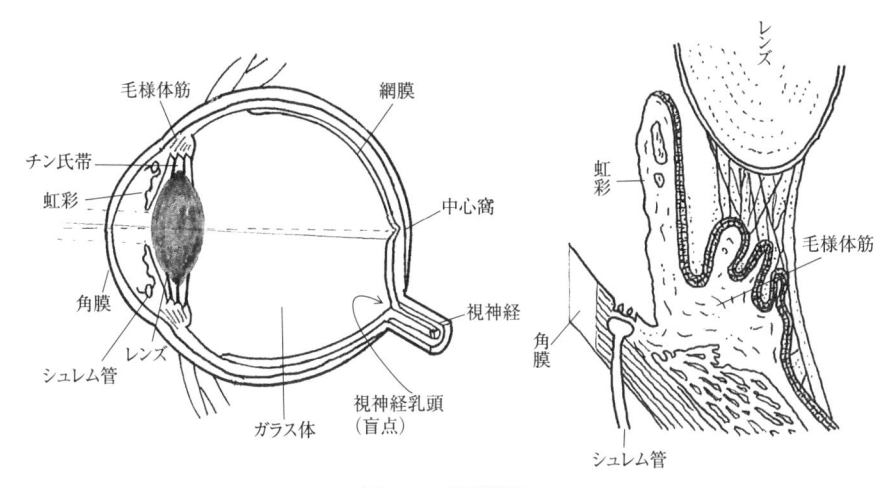

図 15-5　眼球構造

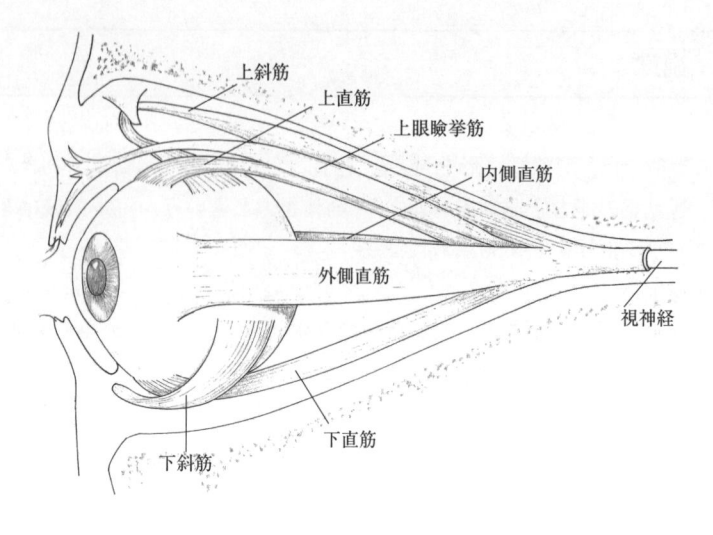

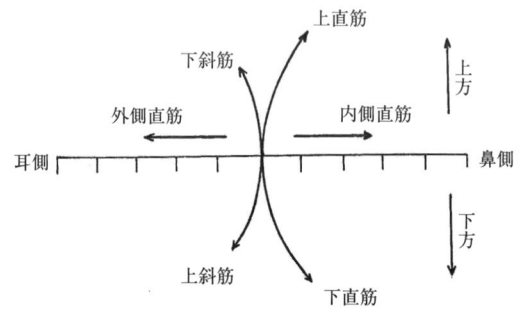

図 15-6　右眼の外眼筋と眼球運動の方向（前から見たところ）

(2) 眼球運動

外眼筋は，次の3つの脳神経により直接支配されている．

- 動眼神経（Ⅲ）——内側直筋，上直筋，下直筋，下斜筋
- 滑車神経（Ⅳ）——上斜筋
- 外転神経（Ⅵ）——外側直筋

　眼球を動かしたときに視軸を固定する作用があり，これを固視という．固視のとき，80〜150 Hz，0.5度範囲で眼球は微動している．これを生理的固視微動という．同一視細胞への刺激で順応しないためのメカニズムである．

　また，頭部が回転するときは，眼球は視軸まわりの回転を行う（たとえば視軸を上に向けたまま頭部を左に向けると，眼球は時計まわりの回転を行う）．これ

をドンデルスの法則という．

　読書などで，文字から文字，行から行へ移る際，標的を中心窩(か)に合わせて眼球をすばやく動かしている．これを衝動(跳躍)性眼球運動(サッカーディック・ムーブメント)という．

　標的が移動するときは，像が中心窩からはずれないよう眼球が動く．これを追従性眼球運動（滑動性眼球運動）といい，動体視力の主メカニズムである．

　頭部が動くときは，像が中心窩からはずれないよう眼球が動く．これを前庭性（迷路性）眼球運動といい，前庭—動眼神経反射による．

　近いものを見るときは，眼軸が内側に変位する．これは内側直筋によるもので，同時に縮瞳もおこす．これを輻輳(ふくそう)反射という．

(3) 遠近調節

　最も遠方で焦点の合う位置までの距離を遠点距離，最も近くで焦点の合う位置までの距離を近点距離という．近点への調節は，動眼神経が毛様体筋を収縮させ，チン氏帯を弛緩させ，レンズ（とくに前面）の屈曲率を増大させることによる．遠点への調節は，毛様体筋を弛緩させ，チン氏帯を緊張させ，レンズ（とくに前面）の屈曲率を減少させることによる．遠点から近点，近点から遠点への切替え時間を調整時間という．これは加齢により長くなる．

(4) 明暗調節，対光反射

　内眼筋には，毛様体筋，瞳孔括約筋（副交感神経支配），瞳孔散大筋（交感神経支配）がある．網膜に強い光刺激があたると縮瞳する．これは対光反射といい，視蓋前核，エディンガー・ウェストファル核（EW核），毛様体神経節を経由する反射である．入光した眼球に対しては直接光反射，対側眼球に

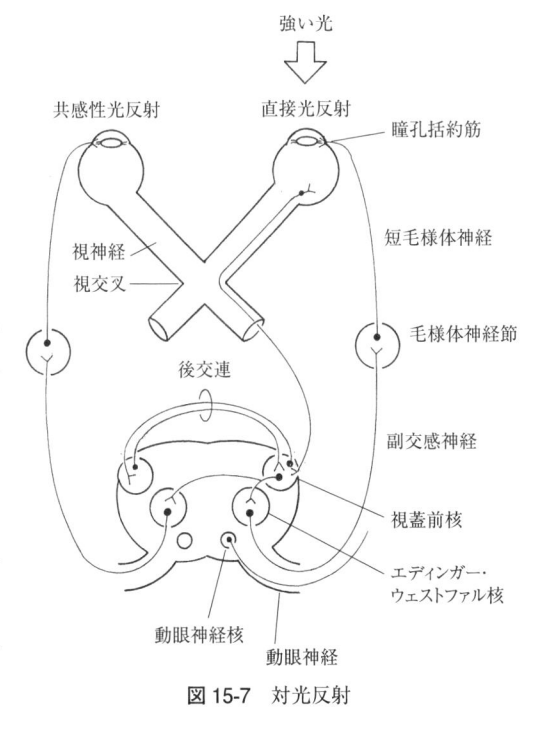

図 15-7　対光反射

対しては共感性光反射という．また，網膜への光刺激が弱い(暗い)と，網膜→頸部交感神経→上頸神経節→内頸動脈神経叢（そう）→長毛様体神経→瞳孔散大筋収縮となり，散瞳する．

(5) 網膜

網膜（もうまく）は脈絡網膜（栄養血管層）と神経網膜からなる．脈絡網膜と神経網膜ははがれやすく，はがれると網膜剥離（はくり）となる．網膜の一次感覚細胞には，桿体細胞（かんたい）(形態覚)と錐体細胞（すいたい）(色覚)がある．視神経乳頭部には感覚細胞はなく盲点となる．黄斑（カロチンが蓄積）の中心窩に錐体細胞が密に分布し，中心窩から10〜20度周辺に桿体細胞が密に分布している．

錐体細胞にはイオドプシン，桿体細胞にはロドプシンという視物質がある．

視物質はオプシン蛋白とレチナール（ビタミンAからつくられる）の結合したもので，光刺激でオプシンとレチナールが分離して刺激となる．イオドプシンには赤(R)，緑(G)，青(B) の視物質がある．

色覚はヤング・ヘルムホルツの三原色説，ヘリングの反対色説，段階説により説明される．

赤緑オプシン（蛋白質）をつくる遺伝子はX染色体にあるため男性に出現率が高く（500〜1000人に1人），赤緑色盲（色覚変異）は伴性遺伝する．認知の際に錯視がおきる．

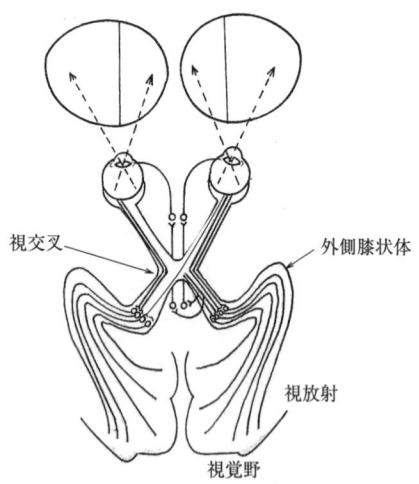

(V1：一次視覚野→V4：形態覚，色覚，MT野：運動覚)

図15-8　視神経経路

右目で図の（＋）を凝視しながら，本と目の間をいろいろ変えてみる．すると，どこかで（●）が見えなくなる

図 15-9　盲点

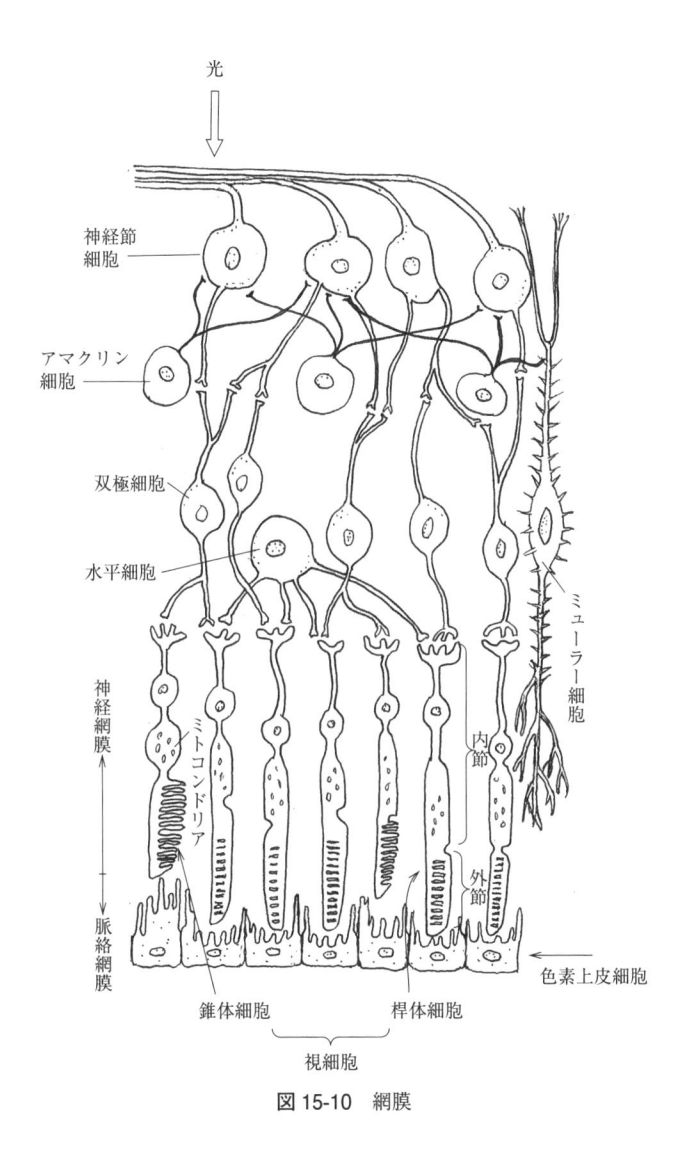

図 15-10　網膜

15.8 聴覚

　聴覚器官は外耳，中耳，内耳で構成され，ヒトの可聴域は 20 〜 20 000 Hz である．

　外耳は耳介（じかい）と外耳道からなる．ヒトの耳介はパラボラアンテナ型の集音装置であり（イヌの三角耳は音源位置を同定するための耳介．外耳をもつのは哺乳類だけである），外耳道はヒトの声の範囲の周波数を共鳴増幅（きょうめい）し，他の周波数を低減する形態（長さと直径と形）をしている．この減衰効果（抵抗）を音響インピーダンスという．外耳と中耳の境が鼓膜（こまく）である．

　鼓膜からツチ骨→キヌタ骨→アブミ骨→蝸牛（かぎゅう）の前庭窓（ぜんていそう）（卵円窓）と振動を伝え，振幅は 2/3 に，音圧は 20 倍になる．中耳腔を鼓室という．鼓室からは耳管（エウスタキオ管）が伸び，上咽頭に開口している．嚥下時，耳管が開き，鼓膜内外の圧を等しくする．鼓膜張筋（三叉神経支配）は鼓膜を内側からひき，振動が大きい際に破れないようにしている．アブミ骨筋（顔面神経支配）も振動が大きい際に揺れを抑える．

　内耳は骨迷路でできており，中に膜迷路が含まれている．骨迷路は外リンパ液，膜迷路は内リンパ液で満たされている．膜迷路は蝸牛管，前庭，前庭の耳石器官（じせき），半規管からできている．蝸牛管，前庭は聴覚器官，前庭の耳石器官，半規管は平衡感覚器官である．

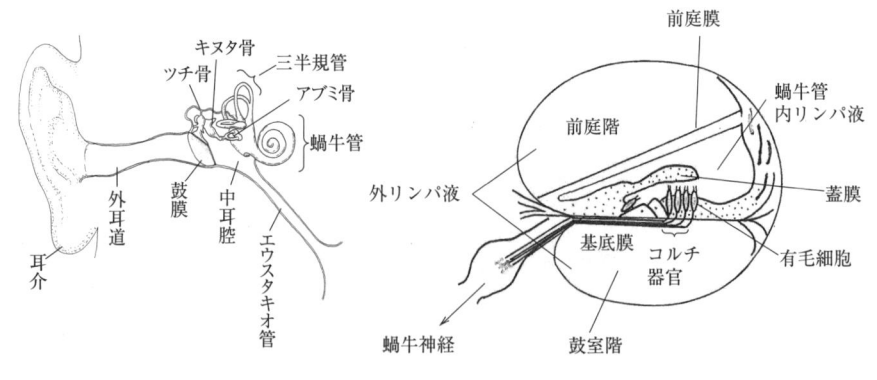

図 15-11　蝸牛断面

音の振動は，鼓膜→耳小骨→［前庭窓（卵円窓）→前庭階（外リンパ振動）→前庭膜→〈蝸牛管（内リンパ振動）〉→基底膜→鼓室階（外リンパ振動）→蝸牛窓（正円窓）］→鼓室，と伝わり放出される．［　］内が骨迷路，〈　〉内が膜迷路である．前庭階と鼓室階に挟まれて蝸牛管(すなわち内リンパ液を含む膜迷路)があり，膜迷路のなかに実質的な聴覚器官であるコルチ器官がある．

内耳神経（Ⅷ）は，蝸牛神経（聴覚）と前庭神経（平衡覚）からなる．

音信号の経路は以下のようである．

外リンパ振動→前庭膜の振動→内リンパ液の振動→コルチ器官の有毛細胞の感覚毛が蓋膜により振動→有毛細胞が脱分極→螺旋神経がインパルスを発生→螺旋神経節→蝸牛神経（一次ニューロン）→蝸牛神経節（橋）→上オリーブ核（橋）→外側毛帯（二次ニューロン）→下丘（中脳）→（三次ニューロン）→内側膝状体（視床）→（四次ニューロン）→内包後脚→聴放射→側頭葉の聴覚野（41,42野）

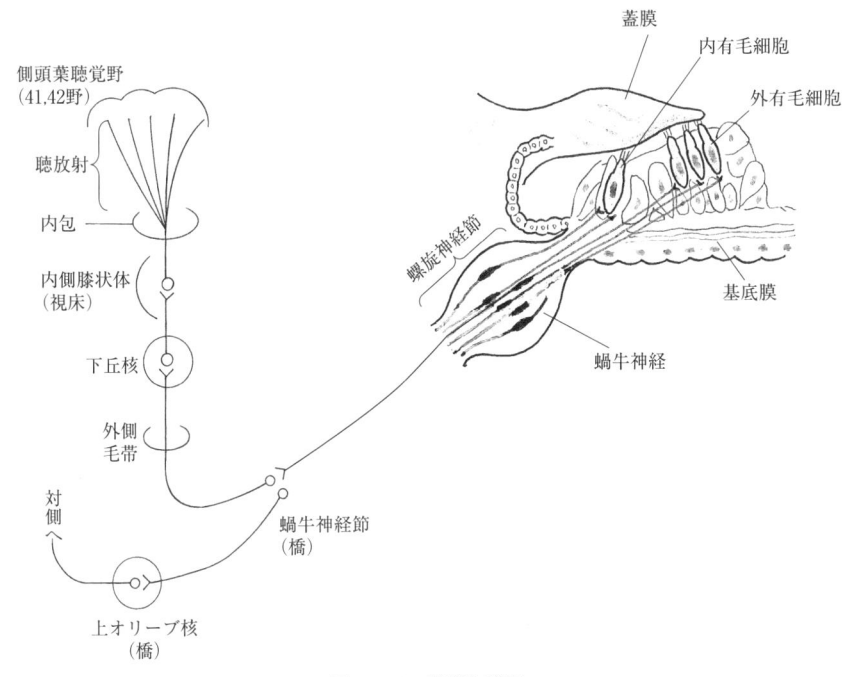

図 15-12　聴覚伝導路

15.9 平衡覚

　前庭の耳石器官は傾き（重力方向）と安定した回転や加速度（遠心力）を感知し，三半規管は変化する回転や加速度を感知する．
　耳石器官には卵形嚢（水平方向の加速度感知）と球形嚢（垂直方向の加速度感知）があり，卵形嚢も球形嚢も有毛細胞の上に耳石（平衡砂；炭酸カルシウムの結晶）を含むゼラチン膜が乗り，傾くと加速度を感知する．この構造を平衡斑という．
　三半規管の基部にある膨大部のクプラにある有毛細胞は，リンパの流れに押され回転を感知する．外側半規管が頭部の横向き回転，前半規管が上下回転，後半規管が左右に傾く回転を感知する．
　乗り物酔いは平衡感覚の異常から生じるもので，平衡感覚の中枢は自律神経中枢と密接な関係があり，自律神経を介して吐き気や嘔吐をおこさせることもある．

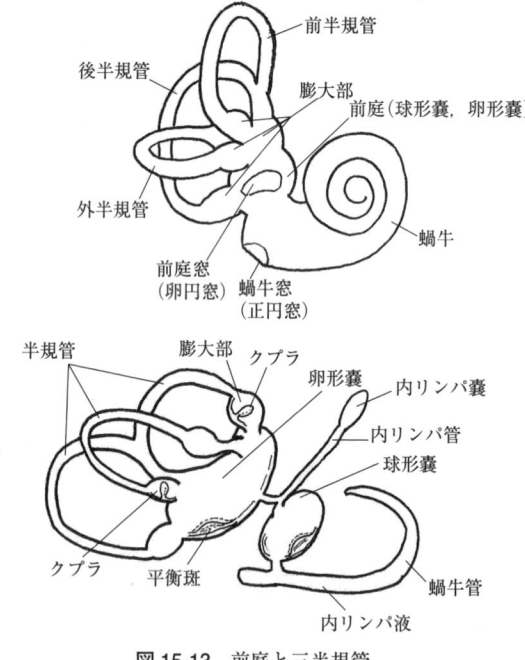

図 15-13　前庭と三半規管

平衡覚の神経経路は，前庭神経→前庭神経核→対側の視床大脳皮質平衡覚野となる．

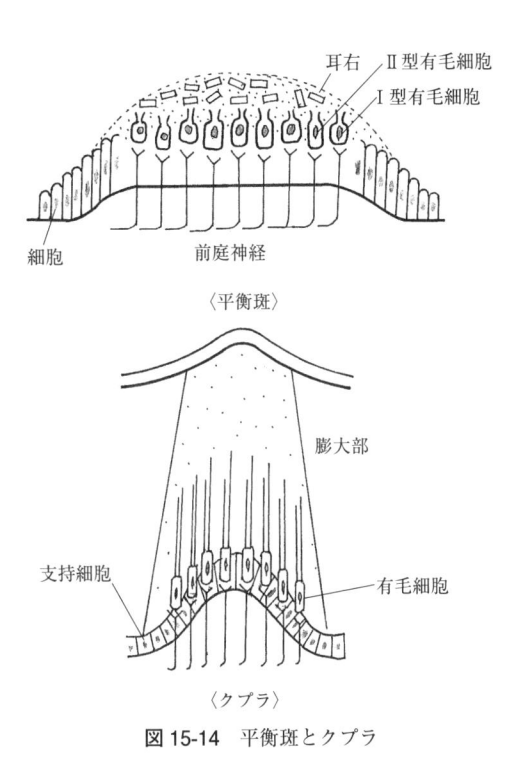

図 15-14　平衡斑とクプラ

動物性機能

第16章　筋の生理

　解剖学上の名称がついている骨格筋（例：力こぶとして隆起する上腕二頭筋）を，全筋あるいは解剖学的筋という．全筋はいくつかの筋束に分かれ，その間に神経や血管が走っている．筋束は多数の筋細胞からできている．筋細胞はひも状形態をしているので筋線維ともいう（繊維ではなく線維を使う）．以上は骨格筋について見た場合であり，平滑筋については本章内で説明する．

　骨格筋であれ平滑筋であれ，筋細胞の中には収縮機能をもつ筋原線維（筋細線維）がある．筋原線維は2種類の筋細糸（太いフィラメントすなわちミオシンフィラメントと細いフィラメントすなわちアクチンフィラメント）からできている．また，筋は神経と同様，興奮性の細胞膜をもっている．

　この章では，
1. 筋の基本的分類
2. ミクロな筋線維の構造と収縮メカニズム
3. 筋線維タイプ

について解説する．

　筋収縮のメカニズム，各筋線維タイプと運動種目との対応関係を理解してもらいたい．

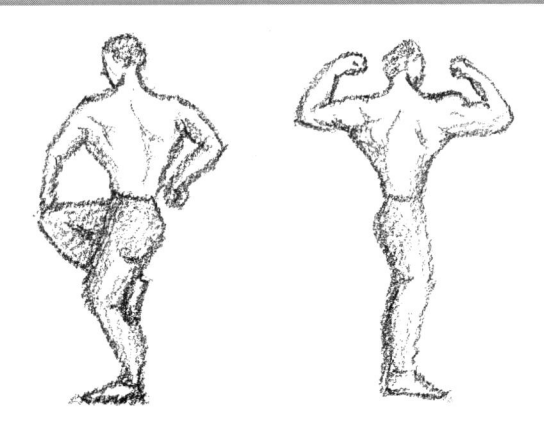

16.1 筋の分類

　筋は通常，横紋筋，心筋，平滑筋に分けられる．組織学的には横紋筋と平滑筋の2種類に分けられ，横紋筋には骨格筋と心筋があり，平滑筋は血管や内臓をつくる．

　筋の分類としては，付着部位，組織構造，随意性，形状，経過する関節数，運動方向，筋線維タイプ，その他（錘内筋線維，錘外筋線維）による分類などがあり，横紋筋，心筋，平滑筋という分け方は筋の代表的特徴による便宜的な分類であるが，通常この分類に従って記載されることが多い．

表16-1　さまざまな筋の分類方法

付着部位による分類	骨格筋（骨格，靱帯，筋膜，関節包筋に付着），皮筋，立毛筋，内臓筋など
組織構造による分類	横紋筋，平滑筋
随意性による分類	随意筋，不随意筋
形状による分類	紡錘筋，羽状筋，半羽状筋，多頭筋，多腹筋，鋸筋，輪筋など
経過する関節数による分類	一関節性筋，二関節性筋，多関節性筋
運動方向による分類	屈筋，伸筋
筋線維タイプによる分類	SO（赤筋），FOG（中間筋），FG（白筋）
筋紡錘の中か外かで分類	錘内筋，錘外筋
筋の作用に関して分類	作動筋，拮抗筋，主働筋，協同筋

表16-2　筋の付着部位による分類

骨格筋	骨格につくすべての筋のほか関節包筋などを含む	横紋筋（核は細胞周辺）	随意筋*
皮筋	皮膚から皮膚，骨から皮膚につく筋	横紋筋	随意筋*
内臓筋	外眼筋，舌筋，口蓋筋，咽頭筋，喉頭筋	横紋筋	随意筋*
	会陰筋，外肛門括約筋，横隔膜	横紋筋	随意筋*
	耳介内筋，耳小骨筋	横紋筋	不随意筋
	心筋（固有心筋，特殊心筋）	横紋筋（核は細胞中央）	不随意筋
	その他（消化管，血管，膀胱，子宮，内眼筋など）	平滑筋（核は細胞中央）	不随意筋

（注）*　反射運動は不随意的に行われる．

・骨格筋——解剖学的に名称のついている骨格筋を全筋といい，付着部位を起始と停止に分ける．起始とは近位（体の中心に近い位置，あるいは動きの基点に近く動きの少ないほうの）の付着場所，停止とは遠位（体の中心から遠い位置，あるいは動きの大きいほうの）の付着場所をいう．
・心　筋——心筋は内臓筋の一種であるが，組織学的には骨格筋と同じ横紋筋である．細胞は介在板（光輝線）により結合し，機能的合胞体構造となっていて，あたかも1つの細胞のように同時に収縮する．
・平滑筋——内臓筋の多くをつくり，不随意性で自律性が高い．

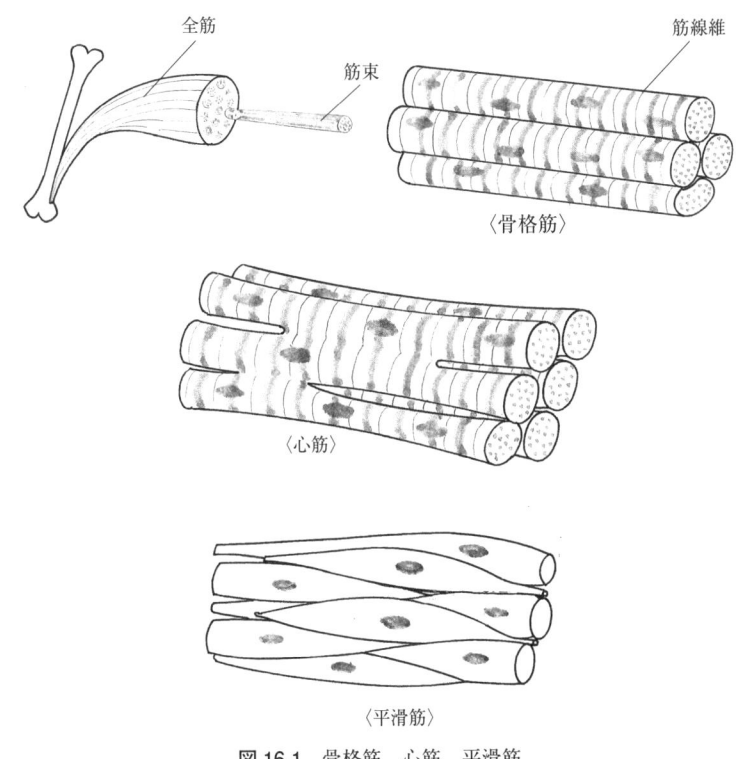

図 16-1　骨格筋，心筋，平滑筋

16.2　骨格筋細胞のミクロ構造

　骨格筋の筋細胞を筋線維という．多核細胞で，Z膜からZ膜までを筋節（サルコメア）といい，約2.2μmの長さの収縮単位となっている．
　筋原線維にはアクチン，トロポニン，トロポミオシンからなる細いフィラメント（アクチンフィラメント）と，ミオシンからなる太いフィラメント（ミオシンフィラメント）がある．
　光学顕微鏡では明暗の縞模様が観察され，次のように区分される．
・I帯(等方帯，明帯)——アクチンフィラメントのみの部位(収縮時に短くなる)．
・A帯(不等方帯，暗帯)——ミオシンフィラメントの部位（長さは不変）．
・H帯——アクチンフィラメントとミオシンフィラメントの重なっていない部位．ミオシン尾部のみの部位．
・M線（真崎知生発見のM蛋白よりなる）——H帯中央の暗線．赤筋にはない．

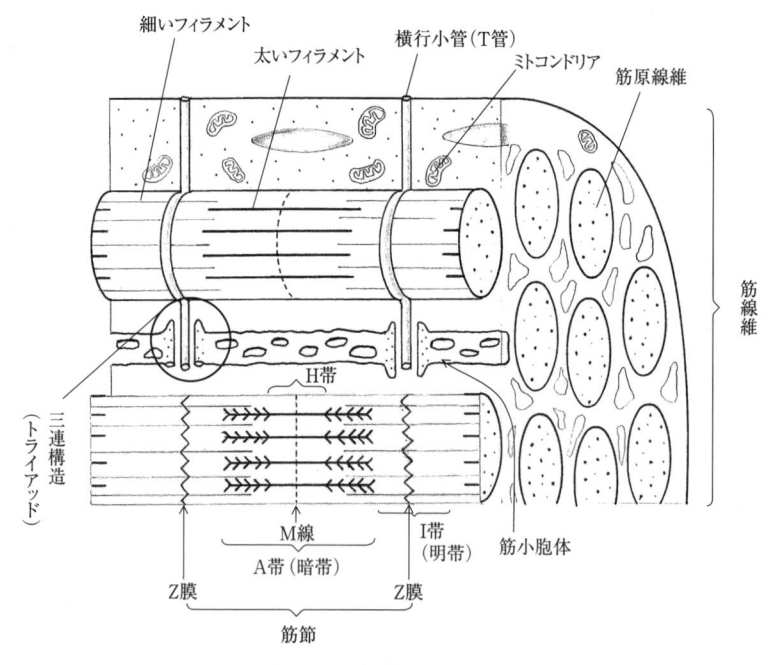

図16-2　骨格筋細胞のミクロ構造

16.3 筋収縮のメカニズム

筋収縮は次の過程をへて行われ，このメカニズムを滑走説という．

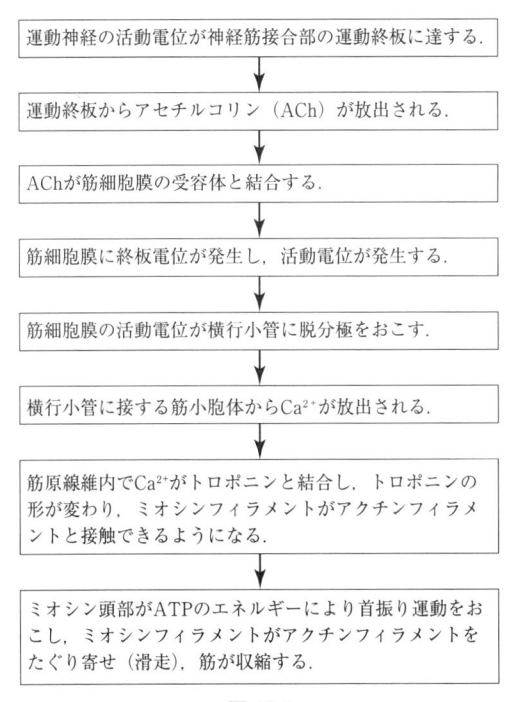

```
運動神経の活動電位が神経筋接合部の運動終板に達する．
          ↓
運動終板からアセチルコリン（ACh）が放出される．
          ↓
AChが筋細胞膜の受容体と結合する．
          ↓
筋細胞膜に終板電位が発生し，活動電位が発生する．
          ↓
筋細胞膜の活動電位が横行小管に脱分極をおこす．
          ↓
横行小管に接する筋小胞体から$Ca^{2+}$が放出される．
          ↓
筋原線維内で$Ca^{2+}$がトロポニンと結合し，トロポニンの形が変わり，ミオシンフィラメントがアクチンフィラメントと接触できるようになる．
          ↓
ミオシン頭部がATPのエネルギーにより首振り運動をおこし，ミオシンフィラメントがアクチンフィラメントをたぐり寄せ（滑走），筋が収縮する．
```

図 16-3

終板の興奮から筋収縮までの過程を興奮収縮連関（E-C カップリング）という．骨格筋の収縮は，長さが短くなるか，力が発生するかである．収縮の型には単収縮と強縮がある．筋収縮力が等しい収縮を等張力性収縮，筋の長さが変化しない収縮を等尺性収縮という．筋が短縮しながら収縮する場合を収縮性収縮（陽性収縮），筋が伸張しながら収縮する場合を伸張性収縮（陰性収縮）という．

1本の神経線維が何本の筋線維を支配しているかを神経支配比といい，1本の神経線維とそれに支配されている筋線維のセットを神経筋単位（NMU：neuromascular unit）という．ATPエネルギーの約45％が収縮に使われ，残りは産熱に使われる．したがって筋収縮時の産熱は大きい．

16.4 筋線維タイプ

　筋骨格線維は，形態，構造，含まれる酵素系（主たるエネルギー産生系）の違いにより，赤筋，中間筋，白筋に分類される．主たるエネルギー産生系が，ミトコンドリア内での TCA 回路によるか（O：oxydative），乳酸産生をともなう解糖系によるか（G：glycolitic），両方をもつか（OG）により分ける．疲労性とは，疲労物質である乳酸の産生をともなうエネルギー産生系（解糖系（G））を用いるかどうかに関係する．また，乳酸は筋痛を生み出す．

　赤筋は，細長く，収縮速度は遅く，疲労しにくい．中間筋は，収縮速度は速く，赤筋と白筋両者のエネルギー産生系をもつ．白筋は，太短く，収縮速度は速く，疲労しやすい．収縮速度により，遅い（S：slow，タイプⅠ），速い（F：fast，タイプⅡ）を分ける．

表 16-3　筋線維タイプ

	赤筋／SO タイプⅠ／遅筋	中間筋／FOG タイプⅡa／中間筋	白筋／FG タイプⅡb／速筋
単収縮速度	遅い	速い	速い
収縮力	弱いが持続的	中間	強く短時間
疲労性	難疲労性	難疲労性	易疲労性
形態	細長い	中間	太短い
直径	細い	中間	太い
終板	小さく単純	中間	大きく複雑
Z膜間隔（ザルコメア長）	広い	中間	狭い
ミトコンドリア	大きく多い	中間	小さく少ない
ミオグロビン	多い	中間	少ない
グリコーゲン	少ない	中間	多い
筋小胞体とCa^{2+}	少ない	多い	多い
中性脂肪	多い	中間	少ない
毛細血管	密	密	疎
酸化酵素活性	高い	中間	低い
解糖活性	低い	中間	高い
支配する運動神経核	小型	中間	大型

16.5 筋紡錘，ゴルジ腱器官

(1) 筋紡錘（図 12-3 参照）
骨格筋中に存在する引張りに対しての感覚器で，皮膜におおわれ，直径 80 〜 200μm，長さ数 mm，骨格筋の筋線維に平行に位置している．内部には 2 種類の錘内筋線維（核袋線維，核鎖線維）が 2 〜 10 本ある．

核袋線維と核鎖線維の中央部には GIa 線維が螺旋終末（一次終末）として巻きつき，その両側に GII 線維が核袋線維に散形終末（二次終末）および核鎖線維に螺旋終末（二次終末）としてついている．

また核袋線維の両端には，Aγd (dynamic) 線維が，核鎖線維の両端には Aγs (static) 線維がつき，収縮命令を送っている．

筋収縮前にγ線維を通じて核袋線維，核鎖線維を収縮させておくと，わずかな伸張刺激に対してもただちに収縮情報を GIa・GII 線維が伝え，単シナプス的にその筋を収縮させることができる．これをガンマループという．筋紡錘は膝蓋腱反射の受容器でもある．また，伸張反射がおきている筋の拮抗筋（逆の関節運動をおこす筋）は，その筋からの GIa，GII を介する相反神経支配により弛緩している．

(2) ゴルジ腱器官
腱の筋起始部近くに存在し，鞘に包まれた腱線維の束からなる．筋紡錘と異なり，腱の線維は筋線維と直列につながっている．ゴルジ腱器官からは GIb 線維が伸張情報を伝えているが，過度な筋伸張に対して防御するためのものであると考えられている．

16.6 筋電図

　神経細胞膜が電気的に興奮するのと同様に，骨格筋の細胞膜も，筋の収縮時に電気的な興奮（活動電位）をおこす．筋収縮にともなう筋細胞のこの活動電位を記録したものを筋電図（EMG）という．

　筋電図の記録は，電極を皮膚表面に貼りつける方法（表面電極法）と，針電極を筋肉内に刺す方法（針電極法）とがある．

　筋電図からは，筋収縮の強さとその時間経過にともなう様相，運動と筋収縮の相互関係，神経の興奮伝導速度，反射の潜時（刺激が加わってから反応がおきるまでの時間）などがわかり，これらに基づいて運動解析や神経筋疾患の診断を行うことができる．

　誘発筋電図は，末梢神経を電気刺激して筋電図を記録するもので，M波，H波，F波，S波がある．末梢神経には運動神経（Aα，Aγ）と感覚神経（GIaなど）が混在しており，刺激を強くするに従い，GIa，Aα，Aγが順に興奮する．

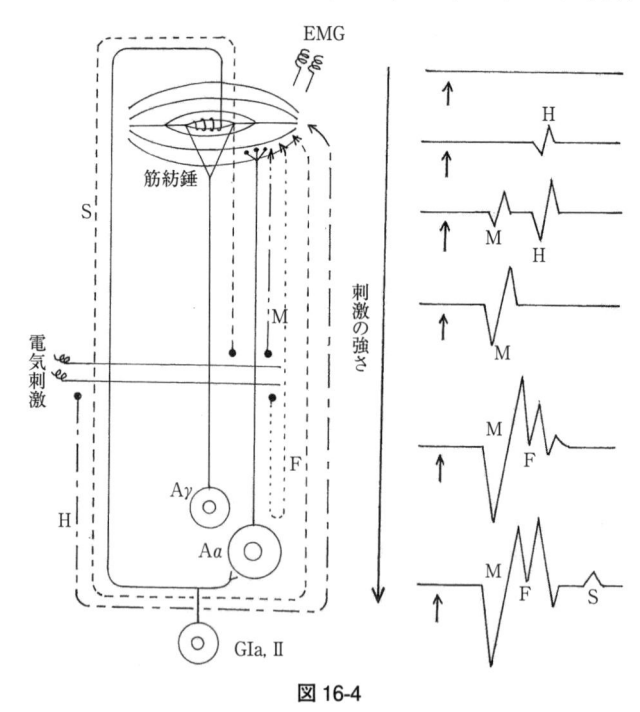

図 16-4

動物性機能

第 17 章　運動系

　運動には不随意的な反射（運動反射）と随意運動がある．
　この章では，
　1. 運動反射の種類
　2. 姿勢反射
　3. 総合的な運動としての歩行
　4. 特殊な運動としての発声と嚥下
について解説する．
　ここでとりあげる反射の種類は多いが，なかでも伸張反射と屈曲反射が重要である．とくに伸張反射の受容器である筋紡錘については第 12 章と第 16 章を読んで理解してほしい．
　また最後に骨の生理をとりあげたので，生理学的視点から理解してもらいたい．

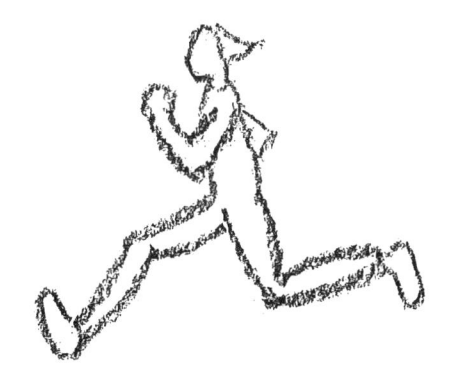

17.1 運動反射の種類

内臓反射に対し骨格筋収縮をおこす反射を運動反射（単に反射）という．運動反射には，相動性反射（瞬間的筋収縮）と緊張性反射（持続的筋緊張），単シナプス反射と多シナプス反射がある．反射をおこす感覚神経と運動神経からなる経路を反射弓（きゅう）という．反射弓が存在する部位により脊髄反射，脊髄—橋反射，中脳反射，大脳皮質反射がある．姿勢維持のための反射を姿勢反射という．新生児に見られる反射を新生児反射（原始反射）という．

表 17-1 脊髄反射

足底反射	足底刺激により足指が屈曲する．歩行時の蹴り出しに用いられる．
バビンスキー反射	足底刺激（踵から小指側）により足拇指が一度伸展してから屈曲する．歩行時の蹴り出しに用いられる．伸展足底反射ともいう．
把握反射	5〜6か月で消失．しがみつきに利用される．把握反射が消失して物を投げることができる．
磁石反射	仰臥位半屈曲位で足指に触れるとついてくる（伸展）．陽性支持反射と同じ．姿勢維持に関与．
陽性支持反射	伏臥位支持で足裏を圧迫すると体幹起立する．直立姿勢の維持に関与．
伸張反射	筋紡錘やゴルジ腱器官の伸張に対して当該筋を収縮．姿勢の維持に大きく関与する．相動性と緊張性がある．膝蓋腱反射が代表的なものである．
緊張性振動反射	振動刺激により収縮する．顔面筋と舌筋にはない．
伸展反射	四肢伸展をおこす反射の総称．姿勢維持や拒否反応に関与する． ・伸筋突伸——足裏への急激な加圧，指の急開刺激で四肢が伸展．疾走や投擲（とうてき）に関与 ・交叉性伸展反射——刺激と反対側の四肢の伸展 ・同側性伸展反射——刺激と同側の四肢の伸展
屈曲反射	侵害刺激（痛みなど）に対して逃避的に屈曲する． ・交叉性屈曲反射——刺激と反対側で屈曲 ・集団反射——全身的な屈曲反射であり，当該筋だけでなく四肢全体を屈曲させる．刺激が強い場合，下肢の屈曲とともに排尿排便反射をともなう．排尿排便姿勢に関連すると考えられる．
腹壁反射	腹部皮膚の中央から外側への接触刺激で腹直筋が収縮する．防衛的反射と考えられる．
挙睾筋反射	大腿部近位内側の接触刺激で挙睾筋が収縮する．防衛的反射と考えられる．
歩行反射（ステッピング反射）	体幹部前傾で足を前に踏み出す反射

(1) 脊髄反射

脊髄反射は生後約2か月で消失する．おもなものを**表17-1**に示すが，後述の歩行反射でとりあげるものも重複してあげた．なかでも伸張反射と屈曲反射が重要である．

(2) 脊髄―橋反射

主要な姿勢反射は脊髄―橋反射である．緊張性頸反射，緊張性腰反射，緊張性迷路反射，モロー反射がある（詳細は姿勢反射で後述）．

生後1～2か月で顕著となり，6か月頃に消失する．脊髄反射が相動性で分節的（各脊髄レベルに限定されている）なのに対して，脊髄―橋反射は緊張性であり，分節をこえて広範にわたる．

(3) 中脳反射

中脳反射は本来あるべき姿勢への「立ち直り反射」が主であり，姿勢反射のうちの頸定位反射，体定位反射，迷路性立ち直り反射，視覚性立ち直り反射，パラシュート反射，ランドー反射が含まれる（詳細は姿勢反射で後述）．

5～6か月で出現し，7～12か月で顕著となり，5歳頃までに消失する．起き上がりに関与している．

(4) 大脳皮質反射

皮質だけではなく，基底核，小脳（中脳や橋）も関与する反射で，片足立ちなどのような平衡反応に関与する（詳細は姿勢反射で後述）．

6か月で出現し，生涯持続する．

17.2 姿勢反射

(1) 姿勢反射の種類

姿勢反射には脊髄反射だけではなく，脊髄—橋反射，中脳反射，皮質反射も含まれる．多数あるが，重要なものは緊張性頸反射，緊張性腰反射，緊張性迷路反射である．

表17-2 姿勢反射

前庭脊髄反射	仰臥位で頭部の前後屈により四肢が屈曲伸展する．5〜6か月で消失する．緊張性迷路反射と同じであり，これにより寝返りがうてる．
前庭動眼反射	頭部が動いても，対象物を網膜に捉えるように眼球を動かす．
前庭頸反射	頸部の回転側の四肢が伸展する．転倒に対応する．
踏み直り反射	下肢刺激に対して障害物に乗り上げる．
跳び直り反射	下肢刺激に対して障害物を乗り越える．
緊張性頸反射	頸部を前傾（頸部屈曲）した場合，肘が後ろに引かれ，肘関節が屈曲し，手指が屈曲しやすくなる．また体幹部は前屈し，股関節が屈曲し膝関節，足首関節も屈曲しやすくなる．逆に頸部を後傾（頸部伸展）すると，肘関節や手指が伸展しやすくなる．また体幹部は伸展し，股関節が伸展し，膝関節，足首関節も伸展しやすくなる．また，顔を右に向けたり（右旋），頭を右に倒した（右傾）場合，右の上肢下肢が伸展し左の上肢下肢が屈曲しやすくなり，逆に顔を左に向けたり（左旋），頭を左に倒した（左傾）場合，左の上肢下肢が伸展し，右の上肢下肢が屈曲しやすくなる．各種のスポーツ場面で現れるが，通常，4〜6か月で消失する． ・対称性緊張性頸反射——頸部の前後屈で上肢が屈曲伸展 ・非対称性緊張性頸反射——頸部の右左旋，右左傾で顔面側上下肢が伸展し，対側が屈曲
緊張性腰反射	体幹部を前屈した場合，肘関節が屈曲し手指が屈曲しやすくなる．また股関節は屈曲し，膝関節，足首関節も屈曲しやすくなる．逆に体幹部を伸展（腰を反らす）すると，肘関節は伸展し手指も伸展しやすくなる．また股関節も伸展し，膝関節，足首関節も伸展しやすくなる．また，体幹部を右に向けたり（右旋），体幹部を右に倒した（右傾）場合，右上肢と左下肢は屈曲し，左上肢と右下肢は伸展しやすくなり，逆に腰を左に向けたり（左旋），体幹部を左に倒した（左傾）場合，左上肢と右下肢は屈曲し，右上肢と左下肢は伸展しやすくなる．各種のスポーツ場面で見られる．
緊張性迷路反射	内耳（迷路）の耳石器官や三半器官からの体軸の傾き情報に対して，体軸あるいは頭部を垂直に保つ反射．これらは姿勢制御として機能しているだけではなく，最大筋力を生み出すよう無意識にとられているため，各種スポーツ場面で頻繁に見られる動的姿勢となっている．

立ち直り反射	迷路性,視覚性の正常体位への復帰.5～6か月で出現し5歳頃に消失する.頸部のみの立ち直り反射と全身性のものとがある.
パラシュート反射	落下時の四肢伸展.
モロー反射	頸部筋の急激な変化で上肢伸展,外転,手指開大する.4か月で消失する.
歩行反射（ステッピング反射）	体幹部前傾で足を前に踏み出す.
頸定位反射	仰臥位で頭部を一方に向けると,肩,体幹,腰を同方向に回転する反射.
体定位反射	側臥位で頭部を垂直に戻そうとする反射.皮膚感覚によるため,迷路障害でも発現する.
傾斜反応	仰臥位,腹臥位で寝床を傾けると,頭部立ち直りと四肢伸展で定位する.完全出現で「お座り」ができる.
四つ這い反応	四つ這いおよび座位で体を傾けると,頭部立ち直りと四肢伸展で定位.8か月頃発現し,完全出現でつかまり立ちが可能となる.
跳びはね反射	立位で体を左右に傾けると,下肢が交叉し体を支持.前後では片足が前に出る.完全出現で歩行が可能となる.

姿勢反射の一部であり,発育段階により変化する反射として**表17-3**の3種類がある.

表17-3 発育段階により変化する反射

ランドー反射	抱きかかえ腹臥位で,〈0～6週は〉頸,体幹,四肢を屈曲させる.〈7週～4か月〉頭部を伸展する.〈6か月〉頭部,四肢,体幹を伸展する.
ボイタ反射	背後から脇下を支え,体幹を急に動かすと,〈0～10週〉モロー反射様反応,〈4～7か月〉四肢屈曲,〈8～14か月〉上側四肢伸展外転する.
ひきおこし反射	仰臥位で把握させてひきおこすと,〈0～3日〉上肢伸展し,頸後屈.〈3か月〉頸と体幹が平行,〈6か月〉自分でおきあがろうとする.

(2) 姿勢

姿勢とは,体位と構え(かま)を組み合わせたものである.

体位とは,体軸が鉛直方向に対してどのような傾きにあるかを意味し,仰臥(ぎょうが)位,腹臥位(ふくがい),横臥位(おうがい)（側臥位）,立位などがある.

構えとは,各関節角度がどのようになっているかを意味している.

無重力状態では,同じ構えでもさまざまな体位をとることができる.

(3) 直立姿勢

重心は,身長の下から約55％の高さにあり,仙骨と第5腰椎の関節（岬角(こうかく)）のやや前方にあるが,肥満や瘦身などの体型や妊娠などによって変化する.

重心線を横から見ると，頭骨の乳様突起（耳介の後ろの下向きの頭骨の突起），肩関節のやや前方，股関節のやや後方，膝関節のやや前方（この位置を通るため膝関節のロック機構が働く），足首関節のやや前方を通る．足底面での重心線の下りる位置は　踝（くるぶし）から足指の付け根までの間であり，通常は　踵（かかと）から足長の約40％の位置である．直立姿勢を維持するためには，重心が2つの足の足底面を取り囲む範囲内におさまらなければならない．

(4) 抗重力筋

重力に対抗して直立姿勢を維持している筋を抗重力筋という．

頭部を後ろに引く項筋，脊柱起立筋と総称される体幹背部の筋，小臀筋（しょうでん），腸腰筋（腸骨筋，大腰筋，小腰筋の総称．3筋は脊椎および骨盤内面からおこり，大腿骨骨頭の前を走る筋であり，骨盤の位置を安定させる），ハムストリング（大腿部後面の筋の総称），大腿四頭筋，下腿三頭筋（下腿部背面の筋の総称），足底の長拇指屈筋などである．これら抗重力筋は直立姿勢維持のためには最大筋力の2～3％しか収縮力を出さず，消費エネルギーも基礎代謝の約40～50％と少ない．

コラム

重心／相対的に頭部の重い乳幼児では，重心の身長に対する相対的位置は高く，乳児では頭部に近く，幼児などでも胸部にあり，柵から身を乗り出す際にこの重心が柵をこえてしまうと簡単に柵の向こうに転落してしまう．肥満や妊娠などで体重が増すと，重心の高さは同じでも下向きの力が大きくなるので横からの力にも倒れにくくなる．ハイヒールなどを履くのに慣れると，足首関節を伸展させた状態で重心を保つことに慣れるので，低い靴を履くと足首関節を伸展しようとして重心が後ろに移動し，後方に倒れる感じになる．

17.3 歩行

正常歩行時の足の動きと地面にかかる力は次のようである．

足の接地は踵から始まり，足底外側部，小指球をへて拇指球から拇指先端で蹴り出す．この一連の足部の動きを「あおり」という．

足が体重を支えている時期を立脚期あるいは接地期，体重を支えていない時期を遊脚期あるいは離地期という．立脚期には，片脚で体重支持している単脚支持期と両脚支持期があり，歩行は両脚支持期が必ず存在する移動様式，走行は両脚支持期がない移動様式である．

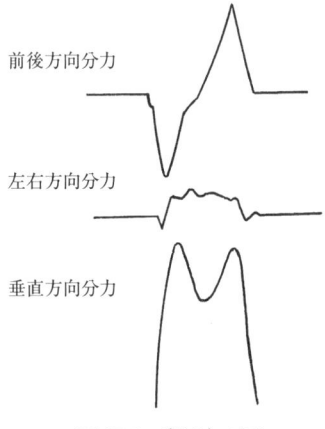

前後方向分力

左右方向分力

垂直方向分力

図17-1　床反力の図

接地期の地面に加える力（床反力として記録される）は，進行方向（前後方向）では踵接地から重心が支持脚の真上にくるまでの間は重心に対して支持脚は制動的に働く．その最大値は体重の約20%である．その後，支持脚は重心に対し推進的に働く．その最大値も体重の約20%である．

左右方向では，支持脚は重心に対して外側にあり，踵接地時から初期は，支持脚は重心を体の外側へと向かわせるが，足のあおり作用により蹴り出し時は重心を体の内側へと向かわせる．

垂直方向では，踵接地時は体重を踵部中心に受け止め，下向きの大きな力（体重の約115〜120%）を地面に加える．重心が支持脚の真上にくるときには一回

抜重（体重の約80％）し，足の拇指付け根で蹴り出す際に再び下向きに大きく力（体重の約115～120％）を加える．砂浜などを歩いた際に踵部と足の拇指の付け根部が深く掘り込まれているのは，このように力を加えるからである．

　この円滑な歩行を支えているのは足の骨組によるアーチ構造であり，下腿からの体重を受ける距骨がアーチの頂上となり，踵骨と，足の拇指と小指の中足指節関節（中足骨と指の基節骨との関節）の3点が底部となるアーチ構造である．踵接地時はアーチがつぶれ，踵接地から体重が支持脚前方へ移動する際，アーチの支点が踵から中足指節関節へと移動し，その間にアーチの反発的復元により抜重され，中足指節関節を支点にして強く蹴り出す際，再びアーチの反発で重心を前方に強く押し出すわけである．

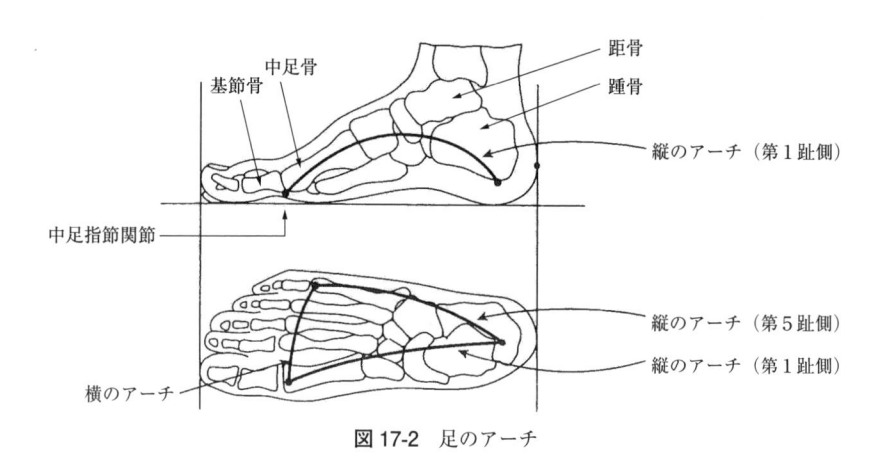

図 17-2　足のアーチ

扁平足で，このアーチがうまく機能しないと歩行の効率が悪く，疲れやすい．

　靴は歩行の補助道具であり，歩行機能を十分に保証しなければならず，アーチの変形（加重時の縦のアーチの伸びと，蹴り出し時の長拇指屈筋による拇指から小指にかけての横のアーチの引き締め）に対応できないと，外反拇指や内反小指やハンマー指など足指の変形などをきたすことになる．

17.4 発音

　発音の過程は、発声と構音からなる。音を正しく発音できないことを構音障害という。

　発声とは、呼気が声帯を振動させて音を出すことである。

　呼気量と速度、声帯の緊張度により音程が決まる。音色は声帯の解剖学的な個人差（長さ、厚さ、形状など）により異なる。

　構音とは、音を構成して言語としての語音に成立させる過程である。声帯近くの喉頭から口唇および鼻孔にいたるまでの声道の形と動きによる。すなわち口唇の形、下顎の開閉度、舌の形と位置、口蓋帆の緊張度、声帯の位置の調節、基本的な口腔、鼻腔の形などが関係する。

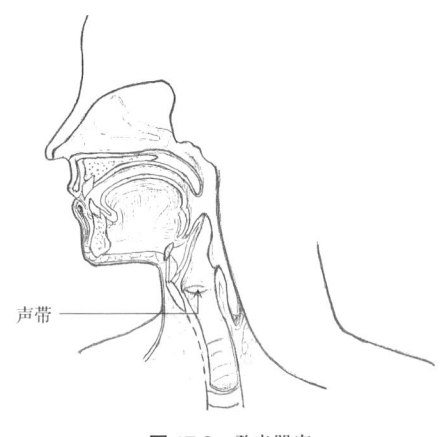

図17-3　発音器官

表17-4　発声，構音に関与する神経

発声	横隔神経，肋間神経	呼吸量や速さの調節
	迷走神経（反回神経）	声帯の緊張
構音	三叉神経	咀嚼筋（障害があると口腔開閉が制限され，不明瞭な構音となる）
	顔面神経	表情筋とくに口輪筋（障害があると口唇音（パ行・バ行・マ行）が不明瞭となる）
	舌咽神経	口蓋挙筋，軟口蓋の緊張（障害があると呼気が鼻腔に漏れ，カ行・ガ行が不明瞭となる）
	舌下神経	舌筋（障害があると舌音，とくにラ行が不明瞭となる）

（注）声帯自体の変化や迷走神経の障害でしわがれ声（嗄声）となる。構音障害は、文法性や書字能力、言語理解能力は正常であり、失語や発語失行とは異なる。

17.5 嚥下

嚥下(えんげ)は口腔期，咽頭期，食道期に分けられる．

表 17-5　嚥下の位相

口腔期	舌先を上げ口腔前部を閉鎖し，咀嚼によって形成された食塊を，舌後部を膨隆させ咽頭へ押し入れる．このとき，軟口蓋が受動的に鼻腔との境界となり，鼻腔への食塊の侵入を防ぐ．
咽頭期	嚥下反射により，咽頭から食道入り口まで食塊を運ぶ．すなわち， ①喉頭挙筋群，口腔底筋群の収縮と，舌骨の挙上により，喉頭蓋が後下方に倒れ，気道に食塊が侵入するのを防ぎ，呼吸は停止する． ②輪状咽頭筋が弛緩し，食塊が食道に押し込まれる．液体の場合は，喉頭蓋により左右に分けられ，喉頭両側の梨状窩を通り合流する．
食道期	食塊が食道の入り口に達すると，下部咽頭から胃に向かって蠕動運動がおきる．これを一次蠕動といい，食塊の移動が不十分な場合，食道の伸展刺激により二次的な蠕動がおきる．食塊が胃の噴門に達すると噴門が開いて胃内に入る．

嚥下反射の求心路は，三叉神経，舌咽神経，迷走神経であり，延髄網様体の嚥下中枢にいき，迷走神経の遠心性線維により喉頭挙筋群や口腔底筋群の収縮を行う．

───── コラム ─────

嚥下トラブル／飲み物などを飲み込むとき，横に向いたりすると喉頭蓋がずれて，飲み物が気管に入りむせることがある．とくに高齢になると喉頭蓋が変形してずれやすくなるので，高齢者の飲食中は横から声をかけたりするのは控えたほうがよい．

エデンの園で禁断のリンゴを食べたイブがアダムにもリンゴをすすめ，飲み込む途中で神様に見つかり叱られたため，あわてて飲み込みリンゴを喉につまらせて甲状軟骨が前方突出したという理由で，この部位を解剖学的に「アダムのリンゴ」という．「のど仏」はこの前方突出のことでなく，仏様の形に見える第二頸椎のことである．アダムのリンゴの正体は気管前面についている甲状軟骨であり，思春期に男性ホルモンの作用で大きく前方突出し，その後ろにある声帯を伸ばすため，声が低くなる（声変わり）．

17.6 骨格

(1) 骨および骨格の概要

骨はリン酸カルシウム（$Ca_3(PO_4)_2$）の針状結晶（ハイドロオキシアパタイト）が集積したものである．骨は骨芽細胞によりつくられ，破骨細胞により絶えず壊されている．

脊椎動物の骨格は，最初（古生代初期），水中での受動的運動器および脊髄保護装置として誕生し，ついで脳の保護（脳頭蓋），顔面とくに眼球の保護（顔面頭蓋）の役目を付加し，さらに上顎骨，下顎骨を獲得して咬器，攻撃道具，運搬道具，育児道具（例：口内で育児をする魚など）となり，そして鰭の中の筋骨格系が四肢となって，現在の受動的運動器となっている．

骨にはCaが多量に蓄えられており，血液凝固（Caイオンは血液凝固の第4因子）と筋収縮が確実に行えるようになったこと（筋小胞体からCaイオンが放出され筋収縮が始まる），また神経伝達が素早くなった（シナプスでCaイオンが神経伝達物質放出の引き金となる）ことから，脊椎動物の大繁栄へとつながった．

(2) 骨の構造と成長

骨形成には置換骨と膜性骨がある．

・置換骨——軟骨が硬骨（リン酸カルシウム）に置き換えられる．

・膜性骨——本来は外骨格性の皮骨が埋没してできた骨であり，結合組織の膜に直接骨が形成される（膜の中を硬骨が形成され進入してゆく）．膜性骨には，頭蓋骨（脳頭蓋骨と顔面骨）と鎖骨がある．

骨の代表的形状である長骨（管状骨）は，柱状の骨幹の両端に骨端があり，両者はそれぞれ別個の軟骨中にできる骨原基（骨化中心）が硬骨に置換して形成される．骨幹と骨端の間には板状の骨端軟骨があり，この骨端軟骨に向かって硬骨が形成され，長軸方向の骨成長がおきる．成長が停止すると，この骨端軟骨が石灰化し骨端線となる（骨端軟骨の閉鎖）．また，栄養不足などで一時的に成長が停止すると，骨端線が形成される．これがレントゲン像で現れるハリス線である．

骨幹の外面は硬い緻密質を骨膜がおおっており，骨端では緻密質は皮膜となる．内部は海綿質で，その隙間が骨髄であり，若いうちは血球生成を行い赤色骨髄，老年になって脂肪が蓄積されると黄色骨髄とよばれる．緻密質には血管孔が開い

ており，長軸方向のものをハーバース管，それと直行する方向のものをフォルクマン管という．

　骨には栄養孔が開いており，栄養血管が通り，骨自体への栄養を運搬すると同時に骨髄でつくられた血球を運び出している．

　骨は力を受けて変形する．この際，骨膜の蛋白質が変形させられてピエゾ電気を生み，このピエゾ電気が骨増殖を促進する．骨折すると，過剰に骨再生することが多い．

　海綿質の梁状構造や緻密質の厚さなどは，骨の受ける力に対応するものであり，骨の形成と成長に合わせて，そのつど最適な構造につくられている．したがって，骨の内部構造は力の受け方や生活状況により，絶えず変化している．

　図17-4 に見られるように，長管骨（長い管状の骨）の成長は，骨端の↓部位で軟骨がつくられ，骨を長く成長させる．この軟骨細胞が死んでできた空間に骨芽細胞が入り込み，骨を形成する（化骨）．やがてこの軟骨はつくられなくなり，骨端線が閉鎖して骨の成長は止まる．

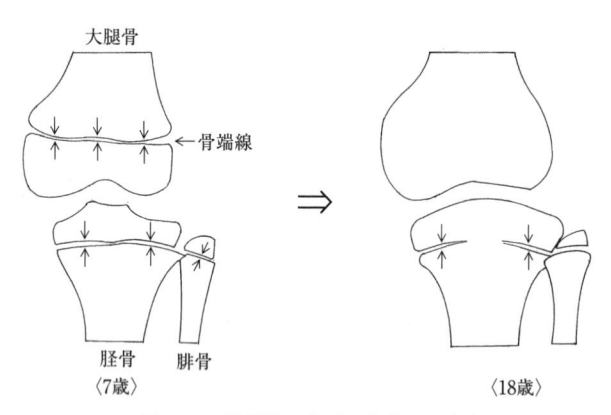

図 17-4　膝関節における化骨のようす

> コラム

障害とリハビリテーション

　リハビリテーションとは，障害をもつ人が人間らしく生きる権利を回復する，すなわち全人間的復権を得るための体系である．

　障害とは，生活上の困難，不自由，不利益である．

　A．国際生活機能分類

　世界保健機構（WHO）は，2001年に国際生活機能分類（ICF）を発表した．これによると，生活機能（functioning）は心身機能・身体構造，活動，参加の三次元からなり，それぞれの次元が問題を抱えた状態を障害（disability）とした．すなわち，機能障害（impairment），活動制限（activity limitation），参加制約（participation restriction）である．

　また障害の階層としては，臓器レベルの障害（impairment），個体レベルの障害（disability，すなわち通常できる日常生活動作（ADL：activity of daily living）が障害された状態），社会レベルの障害（handicap，社会参加が制限されるなど社会的に不利な状態），主観的体験としての障害（illness，前三者は客観的事実であるが，これは完全に主観的問題である）に分けられる．

　B．狭義の障害（機能障害）の種類

　難治疾患患者の長寿化，高齢化により，心身障害者は増加している．対象疾患は高齢化にともない多様化している．障害には身体障害，内部障害，精神障害，知的障害がある．

　身体障害には次の5種類がある．

① 中枢神経疾患——脳血管障害の原因による脳卒中や脳内物質のアンバランスなどで，片麻痺，失行，失認，痙性，脳性麻痺，パーキンソン病などがある．運動療法などさまざまな対処法がある．
② 神経筋疾患——脊髄前角細胞，神経根，末梢神経，神経筋接合部，筋の病変であり，ポリオ，ギラン・バレー症候群，筋萎縮性側索硬化症，筋ジストロフィーなどがある．
③ 整形外科的疾患——脊髄損傷，末梢神経損傷，四肢切断，骨折，脱臼，末梢循環障害，振動病（白蝋病，レイノー症状）などであり，切断，義足義手，関節拘縮予防，筋力増強，疼痛軽減などの対処法がある．
④ 頸肩腕症候群，腰痛など疼痛，感覚障害をともなう．
⑤ 関節炎，変形性関節症，関節リウマチなど，免疫機構異常が原因のものもある．

　内部障害には次の7種類がある．

① 心臓機能障害——不整脈，狭心症，心筋梗塞など．
② 呼吸器障害——肺気腫，慢性気管支炎，慢性閉塞性肺疾患，慢性呼吸不全，肺結核など．
③ 腎機能障害——正常機能の20～30％以下で腎不全，10％以下で尿毒症．
④ 膀胱，直腸機能障害——脊髄損傷，膀胱癌，子宮癌，大腸癌，腸閉塞，クローン病などが原因であり，人工膀胱，人工肛門なども対処法となる．
⑤ 嚥下障害．
⑥ 小腸機能障害．
⑦ 免疫不全．

精神障害には次の7種類がある．
① 統合失調症（かつては精神分裂病とよばれていた）——脳内の神経伝達障害などが原因であり，薬物療法で幻覚，幻聴，幻視，被害妄想，興奮の陽性症状などは改善可能だが，感情鈍麻（喜怒哀楽表現の低下），無為自閉症（会話低下，意欲低下，ひきこもり）など陰性症状は残る．回復期にうつ状態になることもある．
・破瓜型（陰性症状が中心で，ときどき陽性症状．若年発症し，予後が悪い）
・緊張型（興奮昏迷が主で，陰性症状は少ない．若年発症し，予後は良い）
・妄想型（妄想幻覚が主で，30代以降発症し，予後は良い）
② 気分障害——躁うつ病
③ 中毒精神病——アルコール中毒，薬物中毒などがある．
④ 神経症——身体器質に異常はないが，心理的原因や性格的原因で心身症状が出る．ノイローゼ，神経症性障害，ストレス関連障害，身体表現性障害などがある．
⑤ 小児自閉症
⑥ 学習障害
⑦ 老人性認知症
知的障害はさまざまな原因で知的発達が遅れる．

作業療法士・理学療法士国家試験のための練習問題

問番号の最初の数字は、本書で関連する章を示す。
解答は練習問題のあとに掲載している。

【問 1-1】誤っている組合せはどれか。
1. 内胚葉―肺　　2. 内胚葉―腸管　　3. 中胚葉―骨　　4. 外胚葉―筋
5. 外胚葉―神経

【問 2-1】細胞膜の電位について誤っているのはどれか。
　ア　静止膜電位は細胞内で正の電位を示す。
　イ　膜電位を維持するのにはATPが必要である。
　ウ　活動電位の発生は全か無の法則に従う。
　エ　活動電位を発生させる刺激強度を閾値という。
　オ　不応期は活動電位発生後に数分続く。
1. アとイ　　2. アとオ　　3. イとウ　　4. ウとエ　　5. エとオ

【問 3-1】浮腫を説明するのはどれか。
1. 血管透過性の低下　　2. リンパ管の拡張　　3. Naイオンと水分の貯留
4. 血漿蛋白量の増加　　5. 毛細血管内圧の低下

【問 4-1】心拍出量を決定する因子でないのはどれか。
1. 心拍数　　2. 静脈還流量　　3. 冠状動脈圧　　4. 心室弛緩の程度
5. 左室収縮終期容量

【問 4-2】心電図について正しいのはどれか。
1. 較正波の高さは10 mVを示す。　　2. 記録紙は毎秒20 mmの速さである。
3. P波は心房の収縮を示す。　　4. QRS群は心室の再分極過程を示す。
5. T波は下向きである。

【問 4-3】心拍数の減少をおこす要因はどれか。
　ア　体温の上昇　　イ　血圧の上昇　　ウ　迷走神経の刺激
　エ　甲状腺ホルモンの増加　　オ　心筋酸素消費量の増加
1. アとイ　　2. アとオ　　3. イとウ　　4. ウとエ　　5. エとオ

【問 4-4】誤っているのはどれか．
1. 心不全とは心疾患による循環不全を指す．
2. 右心不全では体循環のうっ血が顕著となる．
3. 左心不全では左室拡張終期圧が上昇する．
4. 心タンポナーデは右心不全の原因となる．
5. 大動脈弁狭窄は左心不全の原因となる．

【問 4-5】リンパ系について誤っているのはどれか．
1. 腸管由来のリンパ液を乳糜という．　2. リンパ節は細網組織からなる．
3. 胸管は右側の静脈角に合流する．　　4. 脾臓はリンパ系器官のひとつである．
5. リンパ管には弁がある．

【問 5-1】努力性呼気時に用いないのはどれか．
1. 横隔膜　　2. 内肋間筋　　3. 腹直筋　　4. 外腹斜筋　　5. 腹横筋

【問 5-2】呼吸について正しいのはどれか．
　　ア　呼吸中枢は視床下部にある．　　イ　横隔膜は脳神経支配である．
　　ウ　吸気時に横隔膜は上昇する．　　エ　強制呼気では腹筋群が収縮する．
　　オ　血中 CO_2 濃度の上昇は呼吸を促進する．
1. アとイ　　2. アとオ　　3. イとウ　　4. ウとエ　　5. エとオ

【問 5-3】正しいのはどれか．
1. PaO_2 は約 50Torr に維持されている．　2. $PaCO_2$ は約 60Torr に維持されている．
3. 血液の pH は約 7.0 に維持されている．　4. $PaCO_2$ は過換気で減少する．
5. 代謝性アシドーシスでは換気が減少する．

【問 5-4】誤っているのはどれか．
1. $PaCO_2$ は通常 40Torr に維持されている．
2. $PaCO_2$ が上昇すると換気が増大する．
3. $PaCO_2$ は呼吸性アルカローシスで低下する．
4. 換気低下で呼吸性アシドーシスを生ずる．
5. 代謝性アシドーシスでは換気が減少する．

【問 5-5】呼吸器疾患で正しいのはどれか．
1. 肺線維症は閉塞性肺疾患である．　　2. 閉塞性換気障害では肺活量比が低下する．
3. 肺気腫では全肺気量が減少する．　　4. CO_2 ナルコーシスは低 CO_2 血症で生じる．
5. ヒュー・ジョーンズ（Hugh-Jones）の分類は呼吸困難の程度を示す．

【問 6-1】誤っている組合せはどれか．
1. プチアリン―唾液　　2. ペプシン―胃液　　3. トリプシン―胃液
4. アミラーゼ―膵液　　5. マルターゼ―腸液

【問 6-2】膵液に含まれない消化酵素はどれか．
1. リパーゼ　　2. ペプシン　　3. アミラーゼ　　4. トリプシン　　5. ヌクレアーゼ

【問 6-3】胆汁について正しいのはどれか．
1. 胆嚢で生産される．　　2. 食物の摂取により分泌が増加する．
3. 消化酵素が含まれる．　　4. 脂肪の吸収を抑制する．
5. 胆汁酸塩の大部分は大腸で再吸収される．

【問 6-4】誤っているのはどれか．
1. 食道と胃の連結部を噴門という．　　2. 胃底は横隔膜に接する．
3. 幽門は第一腰椎右側に位置する．　　4. 腸間膜小腸の前半部を回腸という．
5. 下行結腸は腹腔の左後壁を下がる．

【問 6-5】正しいのはどれか．
1. プチアリンは蛋白質を分解する．　　2. アドレナリンは胃腸運動を促進する．
3. 胆汁にはリパーゼが含まれる．　　4. 迷走神経刺激は膵液分泌を抑制する．
5. 膵液アミラーゼはデンプンを分解する．

【問 7-1】誤っているのはどれか．
1. 随意的排尿には大脳皮質が関与する．
2. 交感神経を刺激すると膀胱は収縮する．
3. 膀胱体部からの求心性神経は骨盤神経である．
4. 脊髄排尿中枢は第 2〜4 仙髄にある．
5. 外尿道括約筋は陰部神経の支配を受ける．

【問 7-2】正しいのはどれか．
1. 糸球体は髄質にある．　　2. 糸球体は血液を濾過する．
3. 遠位尿細管は腎盂にある．　　4. 尿細管はブドウ糖を排出する．
5. 尿管は皮質と連結する．

【問 7-3】尿細管で再吸収されないのはどれか．
1. アミノ酸　　2. ナトリウム　　3. 尿酸　　4. リン　　5. ブドウ糖

【問7-4】膀胱の神経支配について正しいのはどれか．
1. 下腹神経は副交感神経である．　2. 骨盤神経は交感神経である．
3. 陰部神経は体性神経である．　　4. αアドレナリン受容体は膀胱体部に多い．
5. βアドレナリン受容体は膀胱底部に多い．

【問8-1】正しいのはどれか．
1. ヘルパーT細胞は免疫反応の抑制に働く．
2. キラーT細胞は他の免疫細胞を破壊する．
3. 好中球はサイトカインを産生する．
4. Bリンパ球は抗体を産生する．
5. 副腎皮質ホルモンは免疫機能を亢進させる．

【問8-2】免疫グロブリンについて誤っているのはどれか．
1. 抗体として働く．　　　2. 複数のグループに分類される．
3. 好中球からつくられる．　4. 胎盤通過性がある．
5. アレルギー反応に関与する．

【問8-3】免疫に関与しない細胞はどれか．
1. リンパ球　　2. 顆粒球　　3. 血小板　　4. 形質細胞　　5. 食細胞

【問8-4】免疫に関与しないのはどれか．
1. 胸腺　　2. 脾臓　　3. 膵臓　　4. リンパ節　　5. 骨髄

【問8-5】移植免疫について正しいのはどれか．
1. 即時型アレルギー反応である．　　2. 自家移植で生じる．
3. 抗体が移植片の細胞を損傷する．　4. T細胞が活性化される．
5. 宿主と移植片のHLAが一致するとおこりやすい．

【問9-1】体温調節で誤っているのはどれか．
1. 体温調節中枢は延髄にある．　　2. 甲状腺ホルモンは熱産生を増加させる．
3. 発汗は熱を放散する．　　　　　4. 運動時に産熱が大きいのは骨格筋である．
5. ふるえは熱産生を増加させる．

【問9-2】体温について正しいのはどれか．
1. 成人は子供より高い．　　　　2. 夕方に低値となる日周性がある．
3. 総熱産生の大部分は肝臓で行われる．　4. ふるえは骨格筋による熱産生である．
5. 体温調節中枢は中脳の赤核にある．

【問9-3】基礎代謝について正しいのはどれか.
1. 女子は男子より約10%高い.   2. 乳児期に急増し30歳で最高となる.
3. 体温の上昇により増加する.   4. 肥満型の人は筋骨型の人より高い.
5. 精神的な緊張により低下する.

【問9-4】誤っているのはどれか.
1. 皮膚血流量を増加させて体温を上げる.
2. 運動による発汗は熱放散のシステムである.
3. 体温が低いときは筋を収縮させ熱を発生させる.
4. ふるえにより産熱することができる.
5. 深部体温は腋窩温より高い.

【問9-5】誤っているのはどれか.
1. 単位体表面積あたりの基礎代謝量は高齢者で低い.
2. サイロキシンは基礎代謝量を低下させる.   3. 発熱は基礎代謝量を上昇させる.
4. 睡眠中は基礎代謝量が低下する.   5. 栄養不良は基礎代謝量を低下させる.

【問10-1】下垂体前葉から分泌されるのはどれか.
1. サイロキシン   2. アドレナリン   3. エストロゲン   4. メラトニン
5. 成長ホルモン

【問10-2】インスリンの作用でないのはどれか.
1. 肝臓でブドウ糖をグリコーゲンに変える.
2. 脂肪組織へのブドウ糖の取込みを促進する.
3. 脂肪組織で中性脂肪の合成を促進する.
4. 筋組織へブドウ糖の取込みを促進する.
5. 筋組織で蛋白質の分解を促進する.

【問10-3】下垂体後葉から分泌されるのはどれか.
1. ゴナドトロピン   2. プロラクチン   3. サイロキシン   4. メラトニン
5. バゾプレッシン

【問10-4】血糖値を上昇させるのはどれか.
1. メラトニン   2. カルシトニン   3. インスリン   4. オキシトシン
5. ノルアドレナリン

【問 10-5】甲状腺機能低下の所見はどれか．
1. 動悸　2. 食欲亢進　3. 低体温　4. 眼球突出　5. 血中コレステロールの低下

【問 11-1】前立腺について誤っているのはどれか．
1. 膀胱の直下にある．　2. 射精管が通っている．
3. 尿管が通っている．　4. 外分泌腺がある．
5. 直腸診で触診できる．

【問 11-2】染色体で正しいのはどれか．
1. ヒトの染色体は 44 本ある．　　　　2. 女性は 2 個の X 染色体をもつ．
3. 染色体は DNA の二本鎖のみからなる．　4. ダウン症候群は性染色体の異常である．
5. ターナー症候群は常染色体の異常である．

【問 12-1】誤っているのはどれか．
1. 神経細胞の突起には樹状突起と軸索がある．
2. ランヴィエの絞輪は電気的絶縁部分である．
3. 有髄線維に比べて無髄線維は伝導速度が遅い．
4. 星状膠細胞は神経細胞に栄養を与えている．
5. 末梢神経の髄鞘はシュワン細胞が形成する．

【問 12-2】神経線維の伝導について誤っているのはどれか．
1. 髄鞘の電気抵抗は大きい．　　　2. インパルスの大きさは刺激に比例する．
3. 伝導速度は温度の影響を受ける．　4. 活動電位の大きさは伝導中一定である．
5. 有髄神経では跳躍伝導が見られる．

【問 12-3】複数のシナプスを介して出現する反射はどれか．
1. 下顎反射　2. 上腕二頭筋反射　3. 腹壁反射　4. 大腿四頭筋反射
5. 下腿三頭筋反射

【問 12-4】骨格筋の収縮に関わる神経伝達物質はどれか．
1. ガンマアミノ酪酸　2. アドレナリン　3. アセチルコリン　4. セロトニン
5. ドーパミン

【問 13-1】小脳について誤っているのはどれか．
1. 左右半球と虫部からなる．　　　2. 小脳脚は上・中・下の 3 つである．
3. 小脳核のひとつにオリーブ核がある．　4. 小脳皮質は 3 層からなる．
5. プルキンエ線維は小脳皮質からの出力を担っている．

【問 13-2】錐体路を構成するのはどれか.
1. 脊髄延髄路　　2. 後脊髄小脳路　　3. 前庭脊髄路　　4. 前脊髄視床路
5. 外側皮質脊髄路

【問 13-3】体性感覚入力を直接受けるのはどれか.
1. 線条体　　2. 黒質　　3. 視床下核　　4. 小脳　　5. 海馬

【問 13-4】誤っている組合せはどれか.
1. 動眼神経—眼瞼の挙上　　2. 顔面神経—顔面の感覚　　3. 三叉神経—咀嚼
4. 舌下神経—舌の運動　　5. 迷走神経—内臓の感覚

【問 13-5】誤っている組合せはどれか.
1. 言語表出—前頭葉　　2. 空間認知—頭頂葉　　3. 聴覚理解—側頭葉
4. 言語記憶—側頭葉　　5. 体性感覚—後頭葉

【問 14-1】ゴルジ腱器官の求心性神経はどれか.
1. Ia 線維　　2. Ib 線維　　3. II 線維　　4. C 線維　　5. γ 線維

【問 14-2】交感神経の作用で正しい組合せはどれか.
1. 瞳孔—散大　　2. 気管支—収縮　　3. 皮膚血管—拡張　　4. 消化腺—分泌亢進
5. 内尿道括約筋—弛緩

【問 14-3】副交感神経の作用はどれか.
1. 唾液分泌亢進　　2. 瞳孔散大　　3. 心拍数増加　　4. 消化管運動低下
5. 肛門括約筋収縮

【問 14-4】正しいのはどれか.
1. 筋紡錘の求心性神経は Ib 線維である.
2. 筋紡錘と錘外筋線維は直列関係にある.
3. 錘内筋線維を支配するのは Aα 神経である.
4. I 群線維より II 群線維のほうが伝導速度は速い.
5. H 波は Ia 線維の刺激により得られる.

【問 14-5】正しいのはどれか.
1. 交感神経興奮はエピネフリン分泌を促進する.
2. 副交感神経興奮はインシュリン分泌を抑制する.
3. 血糖値上昇はグルカゴン分泌を促進する.
4. 血漿浸透圧の低下はバゾプレッシン分泌を促進する.
5. 血中 Ca 濃度の低下はカルシトニン分泌を促進する.

【問 15-1】視覚器で正しいのはどれか.
1. 角膜には血管が多数分布している.　　2. 毛様体は硝子体の厚さを調節している.
3. 虹彩は眼球に入る光量を調節している.　4. 網膜中心窩には桿体が多い.
5. 眼動脈は外頸動脈の分枝である.

【問 15-2】視覚について正しいのはどれか.
1. 暗順応は明順応より速い.　　　　　2. 外部の景色は網膜上に倒立像として映る.
3. 視神経線維の 90％は対側の視索に入る.　4. 内側膝状体で中継される.
5. 視放射は側頭葉にいたる.

【問 15-3】侵害刺激を伝達するのはどれか.
1. 自由神経終末　2. 毛包受容器　3. パチニ小体　4. メルケル盤
5. マイスネル小体

【問 15-4】痛覚について正しいのはどれか.
1. 自由神経終末は侵害受容器である.　　2. A δ 線維の伝導速度は C 線維よりも遅い.
3. 脊髄後索を上行する.　　　　　　　4. 視床下部で中継される.
5. 皮質反射は痛みの認識に関与しない.

【問 15-5】視覚系について正しいのはどれか.
1. 虹彩はカメラのレンズの役割を果たす.　2. 瞳孔括約筋は動眼神経が支配している.
3. 視神経乳頭は中心視野に関与する.　　4. 眼球運動には顔面神経が関与する.
5. 左右の大脳半球は同側視野からの情報を受ける.

【問 16-1】筋の構造で誤っているのはどれか.
1. 骨格筋は横紋筋からなる.　　　　　2. 横紋構造の暗部は A 帯である.
3. 筋節は Z 膜から Z 膜の間である.　　4. 筋原線維は筋フィラメントからなる.
5. 筋線維は筋外膜でおおわれている.

【問16-2】骨格筋の構造で誤っているのはどれか．
1. 筋線維は筋鞘でおおわれる． 2. 横紋構造はA帯とI帯に大別できる．
3. A帯には太いフィラメントが存在する． 4. 筋収縮時のI帯長さは一定である．
5. 筋原線維はアクチンとミオシンで構成される．

【問16-3】タイプIIと比較してタイプIの筋線維の特徴はどれか．
1. 易疲労性がある． 2. 解糖系酵素活性が低い． 3. 収縮速度が速い．
4. 直径が大きい． 5. ミトコンドリアが少ない．

【問16-4】誤っているのはどれか．
1. 表皮には基底細胞層が含まれる． 2. 立毛筋は横紋筋である．
3. 真皮には感覚受容器が分布する． 4. 皮下組織は脂肪細胞で占められる．
5. エクリン腺は全身の皮膚に分布する．

【問16-5】進行性筋ジストロフィーについて正しいのはどれか．
　　ア　筋線維が筋線維束単位で萎縮する．
　　イ　筋線維の直径の大小不同が目立つ．
　　ウ　筋線維が結合組織や脂肪組織に置換される．
　　エ　リンパ球などの炎症性細胞浸潤が見られる．
　　オ　筋形質膜にジストロフィン蛋白が見られる．
1. アとイ　　2. アとオ　　3. イとウ　　4. ウとエ　　5. エとオ

【問17-1】正常歩行で誤っているのはどれか．
1. 重心点の高さは踵接地期に最低となる．
2. 骨盤後傾は立脚期中期に最大となる．
3. 骨盤の支持脚側への側方移動は股内転によりおこる．
4. 股関節は立脚期終了から屈曲する．
5. 膝関節は立脚期後半に伸展する．

【問17-2】歩行率で誤っているのはどれか．
1. 歩調（ケイデンス）ともいう． 2. 1分間の歩数で表示する．
3. 歩行速度は歩幅×歩行率で計算できる． 4. 一般に女性より男性で高い．
5. 壮年以降は加齢にともない低下する．

解答

【1-1】4

【2-1】2

【3-1】3（浮腫は水腫ともいい，組織液やリンパ液が組織間隙にたまった状態．原因はリンパ液還流障害，毛細血管圧の上昇，Naイオンの貯留など）

【4-1】3　【4-2】3（較正波の高さは1mVが1cm，記録紙は25mm/秒の速さである）【4-3】3（動脈血圧が上昇すると，心拍数と心拍出量が減少する）　【4-4】1（心不全とは心拍出量と末梢の血液需要量が不均衡となる状態をいい，心疾患による循環不全ではない．心タンポナーデとは，心臓と心嚢間の液体が多くなり心機能に支障をきたした状態）　【4-5】3

【5-1】1　【5-2】5（呼吸中枢は延髄にある．橋には持続性呼吸中枢と呼吸調節中枢がある．横隔膜は横隔膜神経支配．横隔膜は吸気時に約1.5cm下降する）　【5-3】4（PaO_2〈動脈血酸素分圧〉は80～100Torr，$PaCO_2$〈動脈血二酸化炭素分圧〉は35～45Torrに維持されている．Torr〈トル〉は圧力の単位〈1Torr = 1mmHg，トリチェリの名前から〉．血液のpHは7.35～7.45に維持されている．代謝性アシドーシス時は過呼吸によりCO_2の排出を行う）　【5-4】5　【5-5】5（肺線維症は拘束性肺疾患であり，肺活量比は低下．肺気腫など慢性閉塞性肺疾患では肺気道が閉塞するため呼気困難となり，1秒率や1秒量は低下するが肺活量比は低下しない．CO_2ナルコーシスとは，肺機能低下により$PaCO_2$が上昇し，呼吸抑制・傾眠傾向・意識障害・頭痛・振戦・発汗・顔面紅潮が見られる状態）

【6-1】3　【6-2】2　【6-3】2（胆汁は消化酵素〈蛋白質〉を含まない）　【6-4】4　【6-5】5

【7-1】2　【7-2】2（尿細管ではブドウ糖，アミノ酸，ビタミンなどが再吸収される）【7-3】3　【7-4】3（αアドレナリン受容体は膀胱底部に多く，βアドレナリン受容体は膀胱体部に多い）

【8-1】4（副腎皮質ホルモンの糖質コルチコイドは免疫系の抑制作用をもつ）　【8-2】3【8-3】3　【8-4】3　【8-5】4（移植免疫は遅延型アレルギー．即時型アレルギーには，気管支喘息，アレルギー性鼻炎，全身性アナフィラキシーなどがある．自家移植では免疫反応はおきない．移植免疫は抗体ではなく細胞性免疫．宿主〈移植を受ける人〉と移

植片のHLA（ヒト主要組織適合抗原）が一致すれば免疫反応はおきない）

【9-1】1　　【9-2】4（体温は一般に早朝が低く夕方に高い）　　【9-3】3（基礎代謝は女性が男性より約10％低い．乳児期と思春期に高くなる．体温が1℃上昇すると代謝は約13％亢進する）　　【9-4】1　　【9-5】2

【10-1】5　　【10-2】5　　【10-3】5　　【10-4】5　　【10-5】3

【11-1】3　　【11-2】2（染色体は二重鎖のDNAがヒストン蛋白質に巻きついている）

【12-1】2（ランヴィエの絞輪部分では電気的絶縁が失われている）　　【12-2】2
【12-3】3（腹壁反射は多シナプス性だが，その他はすべて単シナプス性の伸張反射）
【12-4】3

【13-1】3（小脳核は，室頂核，球状核，栓状核，歯状核からなる．オリーブ核は延髄にある）　　【13-2】5　　【13-3】4　　【13-4】2　　【13-5】5

【14-1】2　　【14-2】1　　【14-3】1　　【14-4】5　　【14-5】1

【15-1】3（角膜には血管がない．眼動脈は内勁動脈の分枝）　　【15-2】2　　【15-3】1
【15-4】1　　【15-5】2

【16-1】5　　【16-2】4　　【16-3】2　　【16-4】2（立毛筋は平滑筋である）　　【16-5】3

【17-1】2　　【17-2】4

参考図書

1) 真島英信：生理学 第18版，文光堂，1986.
2) 笠原泰夫ほか：新歯科衛生士教本 生理学，医歯薬出版，1995.
3) 上羽隆夫：ファンダメンタル生理学，永末書店，2000.
4) 中野昭一編：図解生理学 第2版，医学書院，2000.
5) 柳澤慧二監修，塩澤光一著：スタディ口腔生理学，永末書店，2001.
6) 石澤光郎・冨永　淳：標準理学療法学・作業療法学 専門基礎分野 生理学 第3版，医学書院，2007.
7) 真家和生：自然人類学入門，技報堂出版，2007.
8) 杉　晴夫編著：人体機能生理学 改訂第5版，南江堂，2009.
9) 田中越郎：イラストでまなぶ生理学 第2版，医学書院，2009.

索　引

あ行

アーランガー・ガッサー［Erlanger-Gasser］
　の分類……………………………… 113
アイントーフェン［Einthoven］の三角形
　………………………………………… 37
アシドーシス［acidosis］………………23
アドレナリン作動性線維［adrenergic
　fiber］……………………………… 134
アナフィラキシーショック［anaphylaxis
　shock］…………………………… 43,78
アミノ酸………………………………… 10
アルカローシス［alkalosis］……………23
アレルギー［allergy］……………………78
アレン［Allen］の法則…………………81

胃液………………………………………57
遺伝子……………………………… 5,8,9

運動終板［motor-end-plate］……… 110

エイズ［AIDS：acquired immunodeficiency
　syndrome］…………………………78
ATP［adenosine　triphosphate］………11
エディンガー・ウェストファル［Edinger-
　Westphal］核……………………… 147
嚥下…………………………………56,172
エンテロガストロン［enterogastrone］…59
エンテロキナーゼ［enterokinase］……58

黄疸………………………………………27
嘔吐………………………………………56

か行

解糖系［glycolysis］……………………85
ガストリン［gastrin］……………………59
滑走説［sliding theory］……………… 159
活動電位［action potential］………… 111
幹細胞［stem cell］………………………17
桿体細胞……………………………… 149
ガンマループ（γ-loop）……………… 161

ギブス・ドナン［Gibbs-Donnan］の式　16
嗅盲［anosmia］……………………… 143
筋節（サルコメア）［sarcomere］…… 158
筋電図［EMG：electromyography］… 162
筋紡錘［muscle spindle］………… 114,161

クスマオル（Kusmaul）呼吸……………51
屈曲反射［flexion reflex］………… 130,164
クラインフェルター［Kleinferter］症候群
　……………………………………… 102
クリアランス（血漿浄化値）［clearance］
　………………………………………… 69

血液型［blood type］………………32,33
血液凝固………………………………30,31
血友病［hemophilia］……………………31
幻肢痛［phantom pain］……………… 140

交感神経系［sympathetic nervous system］
　……………………………… 134-136
高血圧……………………………… 42
抗原抗体反応［antigen-antibody reaction］
　………………………………… 75,76
恒常性［homeostasis］…………… 5
抗利尿ホルモン［ADH：antidiuretic hormone］………………………………… 68
ゴールドマン［Goldman］の式……… 16
呼吸性不整脈……………………… 38
コドン……………………………… 5
コリン作動性線維［cholinergic fiber］…134
コルチ［Corti］器官 ……………… 151
コンプライアンス［compliance］……46

さ行

細胞説［cell theory］……………… 3
酸素解離曲線［oxygen dissociation curve］
　………………………………………50
糸球体………………………………66
糸球体濾過量［GFR: glomerular filtration rate］…………………………………69
軸索突起［axon］………………… 110
止血………………………………… 30
姿勢………………………………… 167
姿勢反射…………………………… 166
シナプス［synapse］ ………… 115-119
樹状突起［dendrite］……………… 110
シュワン［Schwann］細胞 ……… 110
順応………………………………… 138
徐脈………………………………… 36
自律神経系［autonomic nervous system］
　……………………………… 134-136
神経伝達物質……………………… 116
腎小体……………………………… 66

伸張反射［stretch reflex］………130,164
心電図［ECG：electrocardiogram］……37
浸透圧……………………………… 21

膵液………………………………… 58
膵液リパーゼ［pancreatic lipase］ ……58
睡眠………………………………… 126
錐体細胞…………………………… 149
スクラーゼ［sucrase］……………… 58
スターリング［Starling］の法則（心臓法則）
　………………………………………36

静止膜電位………………………… 111
赤緑色盲…………………………… 148
セクレチン［secretin］……………… 59
赤血球……………………………… 27
全か無の法則［all or none law］…… 112
染色体……………………………… 8,9

咀嚼………………………………… 56

た行

ターナー［Turner］症候群 ……… 102
体温………………………………… 89
大脳辺縁系………………………… 124
唾液………………………………… 56
胆汁………………………………… 59

チェーン・ストークス［Chain-Stokes］呼吸………………………………………51
腸液………………………………… 58

DNA［deoxy-ribo-nucleic acid］……8-10
低血圧……………………………… 42
TCA回路［tricarbonic acid cycle］……85

洞房結節, 洞結節 [S-A node: sino-atrial node] ·················· 34
特異動的作用 ·················· 89
トリプシン [trypsin] ·················· 58

な行

ナトリウムポンプ [Na pump] ·················· 111

ニューロン ·················· 120
尿 ·················· 67,70

ネフローゼ症候群 [nephrosis] ·················· 72
ネフロン [nephron] ·················· 66
ネルンスト [Nernst] の式 ·················· 15

脳神経 ·················· 132
脳波 [EEG：electroencephalogram] ·················· 126

は行

ハーシュ [Hursh] の式 ·················· 113
肺活量 ·················· 49
排卵 ·················· 105
発汗 ·················· 87
白血球 ·················· 29
白血病 ·················· 29

ビオ [Biot] 呼吸 ·················· 51
ヒス束 [His bundle] ·················· 34
非ふるえ産熱 ·················· 85
貧血 ·················· 27,28
頻脈 ·················· 35

ファント・ホッフ [van't Hoff] の式 ·················· 21
不応期 ·················· 112
不感蒸散 (不感蒸泄) ·················· 87

副交感神経系 [parasympathetic nervous system] ·················· 134–136
不整脈 ·················· 38
プチアリン (α アミラーゼ) [ptyalin] ·················· 58
ふるえ産熱 ·················· 85
プルキンエ線維 [Purkinje fiber] ·················· 34

ベインブリッジ [Bainbridge] 反射 (心房反射) ·················· 36
ヘーリング・ブロイエル [Hering-Breuer] 反射 (呼吸反射・肺迷走神経反射) ·················· 51
ペプシン [pepsin] ·················· 58
ヘマトクリット値 ·················· 26
ヘモグロビン [hemoglobin] ·················· 27
ヘリング [Hering] の反対色説 ·················· 148
ベルクマン [Bergmann] の法則 ·················· 81
ヘンダーソン－ハッセルバルヒ [Henderson-Hasselbalch] の式 ·················· 22
ヘンレ [Henle] のワナ (係蹄) ·················· 66,67

房室結節 [A-V node: atrio-ventricular node] ·················· 34
ボウマン [Bowman] 嚢 ·················· 67,68
ボールドウィン [Baldwin] の肺活量推定式 ·················· 49
ホジキン・ハックスレー [Hodgkin-Huxley] のイオン説 ·················· 111

ま行

マルターゼ [maltase] ·················· 58

ミエリン鞘 [myelin sheeth] ·················· 110

メラニン [melanin] ·················· 83

や行

ヤング・ヘルムホルツ［Young-Helmholtz］
　の三原色説……………………………… 148

ら行

ラクターゼ［lactase］………………………58
ランビエの絞輪［Ranvier node］ …… 110

利尿作用……………………………………68
ロイド・ハント［Lloyd-Hunt］の分類 113

わ行

ワーラー［Waller］変性……………… 114
ワルダイエル［Waldeyer］の扁桃輪 …43

著者紹介

真家和生（まいえかずお）
1976年東京大学大学院理学系研究科（人類学専攻）修士課程修了，同博士課程中途退学
京都大学霊長類研究所を経て1981年より大妻女子大学に勤務
現在 大妻女子大学教授．生活科学資料館で博物館運営に携わりながら，生理学，自然人類学，博物館実習を教えている．
理学博士．専門は自然人類学，生理学
著書『自然人類学入門―ヒトらしさの原点』技報堂出版，2007
　　『生理人類学　第2版』（共著）朝倉書店，1999

田中仁一朗（たなかにいちろう）
1992年鶴見大学大学院歯学研究科（口腔生理学専攻）修了
鶴見大学歯学部研究員（歯科保存学第一講座）を経て1994年より鶴見大学非常勤講師（歯学部生理学教室，短期大学部歯科衛生科）
2000年 田中歯科医院（東京都千代田区）に勤務
現在 歯科診療の傍ら，鶴見大学，横浜YMCA専門学校作業療法科，新横浜歯科衛生士専門学校で生理学を教えている．
歯学博士．専門は口腔生理学

医療・衣・食・スポーツを学ぶ人のための
ミニマム生理学

定価はカバーに表示してあります．

2010 年 10 月　5 日　1 版 1 刷　発行
2020 年 2 月　5 日　1 版 4 刷　発行

ISBN978-4-7655-0245-0 C3047

著者　真　家　和　生
　　　田　中　仁　一　朗

発行者　長　　　滋　　　彦

〒101-0051
東京都千代田区神田神保町 1-2-5
電　話　営業　(03) (5217) 0885
　　　　編集　(03) (5217) 0881
Ｆ Ａ Ｘ　　　(03) (5217) 0886
振 替 口 座　　00140-4-10
http:// gihodobooks.jp/

日本書籍出版協会会員
自然科学書協会会員
土木・建築書協会会員

Printed in Japan

Ⓒ Kazuo Maie, Niichiro Tanaka , 2010

イラスト　真家優子　　装幀　パーレン
印刷・製本　昭和情報プロセス

落丁・乱丁はお取替えいたします．
本書の無断複写は，著作権法上での例外を除き，禁じられています．